식단의 건강혁명

식단의 건강혁명

고요아침

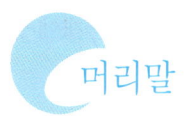

머리말

잘못된 식생활로 인한 질병은 자연치유력 식단으로 치유하라

"자연치유력 식단을 알면 병은 반드시 고칠 수 있습니다."

나는 누구에게나 자신 있게 이 말을 한다. 유전자의 염기서열에 의한 유전성 질환을 제외한 모든 병은 식단으로부터 오기 때문에 너무나 당연한 원리이다.

실제 나는 오랫동안 식단지도를 하면서 수차례 잘못된 식단으로 인한 질병들을 목격했다. 과식으로 인한 비만은 기본이고, 탄수화물과 지방 중독, 소금 중독으로 인한 병마에 시달리는 것을 지켜보았다. 약은 병원이나 약국이 아닌 식단에 있다는 것을 그들은 모르고 있었다. 나는 식단지도로 그들의 병을 자연 치유했고 건강뿐 아니라, 에너지가 넘치게 함으로서 성공을 도왔다.

식단에는 감정과 정서, 영양소의 균형, 에너지가 담겨있다.

단순히 음식이라고 하면 먹고 마시는 것이지만 식단은 음식의 구성이다. 즉 심포니와 같은 짜임새를 통해 인체의 생리를 활성화하는 것을 의미한다. 그렇게 되면 식단은 약이 되며 또한 에너지를 강화하여 성공에 이르는 결정적인 작용을 한다.

그런데도 우리나라의 식단은 전통적인 벼농사 문화권의 한계에서 벗어나지 못하고 있다.

국제적인 식단비교를 해보면, 우리나라의 식단은 복잡하다 못해 혼란스럽기까지 하다. 집이나 학교, 직장에서는 한식에 근간을 둔 복잡한 식단을 지니고 있다. 또한 식당가를 돌아보면 먹거리의 홍수에 밀려 혼란스러운 음식들의 천국이다.

과연 무엇을 먹어야 할 것인가? 가정식이나 식당가의 온갖 다양한 음식들, 숱한 메뉴들이 맛과 향취를 풍기며 유혹한다. 그러나 정작 내 몸이 원하는 식단이 무엇인지를 모른다면 의미가 없다. 그 음식들이 약이 될지 해가 될지는 모르는 일이다. 음식의 한계가 그러하다.

그러나 식단은 다르다. 식단에 대한 명확한 개념이 있다면 그런 선택에 망설임은 없다.

더욱이 시간과 비용을 들이고도 건강과 성공을 위한 에너지를 흡수할 수 없다면 문제는 심각해진다. 식단의 컨셉을 알고 건강혁명을 일으켜야 마땅하지 않을까?

나는 자연치유력 식단을 연구하면서 국제적인 식단과 건강의 관계를 조사하였다. 그 결과는 놀라웠다. 우리나라를 제외한 거의 모든 문화권의 가정식 식단은 소식과 편식이라는 점이었다. 가깝게는 일본, 멀게는 유럽과 미국, 지중해식단이 그러하다.

그런데 우리나라의 식단은 여전히 과식과 잡식이 근간을 이룬다. 밥을 중심으로 탕, 찌개류, 밑반찬, 생선, 육류 등 육해공군이 식탁을 지킨다. 한정식 식당에 가면 기본반찬이 10가지가 넘고 국과 탕, 퓨전요리까지 완전 유엔군 식탁이다. 건강식단과는 거리가 멀다.

과연 그렇게 되면 건강이 지켜질까? 우선은 과식이 되기 쉬우며, 몸이 요구하는 식단과 상관없이 맛의 유혹에 이끌리기 쉽다. 그러한 복잡하고 혼란스런 선택은 가정식이나 외식에서 반복이 된다. 그 결과는 식원병(음식으로 인한 병)으로 가는 지름길이다.

나는 식단지도를 하며 수많은 식원병이 우리의 전통식단의 문제점에 있음을 발견했다.

OECD가입 국가이며 무역규모로는 세계 10권을 넘나드는 우리나라의 평균수명을 생각해보면, 그 문제점은 금방 드러난다. 생활습관병 1100만이라는 경이적인 기록도 알고 보면 식단의 문제에서 찾아볼 수 있다. 식단을 어떻게 할 것인가?

문제가 있다면 해결책은 있다. 그것은 잘못된 음식으로 생긴 질병은 역시 식단으로 고칠 수 있다는 점이다. 지금부터라도 과감하게 식단을 바꾼다면 건강과 성공은 빠르게 자신의 것으로 할 수 있는 것이다.

실제 나는 20년에 걸친 연구와 임상데이터를 통해 병원이나 약국에서 치료할 수 없는 식원병 환자를 많이 만나보았고 그들을 식단의 건강혁명으로 치유하였다. 그 어떤 약이나 치료보다 식단은 강력한 효과를 나타냈다. 건강은 물론 에너지가 넘치도록 할 수 있는 힘이 있었다. 생활습관병을 비롯한 각종 난치나 만성질환도 예외는 아니다. 병이 있다면 약이 있다. 음식으로 인한 식원병의 약은 당연히 식단이기 때문이다.

식탁에서 주부가 가장 두려워하는 것은 영양의 결핍이나 불균형에 대한 것이다.

반찬 수가 적으면 대개 먹을 것이 없다는 가족의 불평이 쏟아지고 주부는 불안감을 느낀다. 많은 비용과 시간을 들여 반찬과 찌개, 국을 끓여 구색을 맞추는 것이 건강의 비결이 될 수 있을까? 그건 아니다.

풍성한 식단이 반드시 좋은 식단이라고 할 수는 없다. 밥과 반찬 한 가지에 간단한 요리하나만으로도 최고의 에너지 식단이 될 수 있다. 지금 시대는 특정 영양성분 과잉이 유발되기 쉽기 때문에 소식과 편식의 식단이 영양균형을 잡아준다.

시간과 비용을 획기적으로 줄이고도 최고의 에너지 식단이 될 수 있다.

풍성하지 않아도 영양의 균형만 맞는 식단이면 문제는 없다. 오히려 더욱 건강해지며 성공에너지를 넘치게 할 수 있다. 절대 영양결핍에 대해 두려워할 이유가 없다.

오히려 건강과 성공에너지의 식단에 대한 확신을 가지는 것이 바람직하다.

주부는 가정의 주치의이며 가정팀의 감독이다. 그렇기 때문에 대표선수 남편과 후보 선수 자녀들이 힘이 넘치도록 하는 식단을 준비하는 전략과 기쁨을 느껴야 한다. 그러자면, 이제는 다양성을 미덕으로 하는 복합적 식단에서 벗어나야 한다. 식단도 단순화되어야 하고 전문화되며 효율성이 있는 혁신이 필요한 때인 것이다.

자연치유력을 강화하는 식단은 소박하며 조촐하다.

식단의 혁명은 식원병으로부터 해방을 시킨다. 시간과 비용을 획기적으로 줄이면서도 최상의 건강과 성공에너지를 불러일으키는 건강혁명이다.

나는 체질전문가로서 오랫동안의 연구를 통해서 자연치유력 식단요법을 완성했다.

올바른 자연치유력 식단으로 식원병을 치유함은 물론이고 건강과 성공에너지를 강화시킬 수 있다는 것을 증명한 것이다.

따라서 진정한 건강혁명의 시작은 자연치유력 식단에서부터 비롯된다. 자신만의 자연치유력 식단을 통해 에너지의 공급을 최상으로 끌어올려보라. 혼식과 잡식의 정책적 두려움에서 벗어나 자연식과 소식의 식단궁합으로 건강을 새롭게 관리하면, 혁명이 일어난다.

그리하여 육체적 건강으로부터 성공에너지가 강화되는 정신의 혁명이 일어날 것이며 보다 행복한 삶을 영위할 수 있다. 식단의 건강혁명으로 자기계발을 할 수 있는 것이다.

이 책이 출간되기까지 식단연구에 지대한 도움을 주신 서울의 김지영님, 분당의 김수경님, 대전의 이경숙님과 부산의 이경숙님, 차정순님, 대구의 이경숙님, 서울의 이경숙님, 인천의 한수현님, 문경의 박지윤님, KBS의 김학수님을 비롯한 많은 분들에게 감사를 드리며, 개인적으로 식단에 대한 질문을 많이 해주신 여러 고객님들에게 진심으로 감사를 드린다.

2009년 7월 10일
28체질연구소에서 의산 백승헌 근배

차 례

머리말
잘못된 식생활로 인한 질병은 식단으로 치유하라. | 5

Chapter 01 식단의 건강혁명

1. 음식은 건강과 질병의 두 얼굴을 지닌 야누스 | 17
2. 벼농사 문화권 VS 디지털 유목민 문화권의 식단 | 25
3. 세포영양의 불균형이 만병의 원인 | 32
4. 7대 영양소와 식단의 관계 | 38
5. 세계적인 건강식 전통한식의 구조조정 | 44
* TIP 한국인의 입맛과 영양에너지의 관계 | 51

Chapter 02 단순한 식단이 건강의 비결

1. 냉장고 식단의 밑반찬을 버려라 | 54
2. 반찬 2가지와 요리 1가지면 충분하다 | 60
3. 국물과 건더기의 혁신 | 67
4. 양념 맛보다는 자연식에 충실하라 | 74
5. 연령별 식단의 변화와 균형 | 80
* TIP 냉장고 식단의 올바른 활용법 | 87

Chapter 03 식단에서 건강혁명이 이루어진다

1. 위장은 전쟁터(아군음식과 적군음식) | 90
2. 내 몸을 교란하는 스파이음식을 찾아라 | 96
3. 정제염과 천일염, 그리고 죽염의 미네랄 효과 | 104
4. 밥을 줄이려면 저염식은 필수적 선택 | 110
* TIP 하루 세끼의 고정관념과 두끼의 영양관념 | 110

Chapter 04 항암프로젝트의 매뉴얼은 식단에 있다

1. 탄수화물의 중독을 피하라 l 118
2. 아군 지방질과 적군 지방질을 구분하라 l 120
3. 양질의 단백질 찾아내기 l 122
4. 미네랄의 불균형을 극복하라 l 124
5. 야채에 함유된 섬유질의 놀라운 생화학 작용 l 127
* TIP 식단궁합을 기준으로 하는 전략식단 l 130

Chapter 05 다이어트는 식단의 전쟁과 평화

1. 비만과의 전쟁을 위한 식단의 기본 전략 l 134
2. 최적체중과 체형은 건강의 절대적 기준점 l 138
3. 6주간 10kg 체중 감량을 위한 다이어트 전략식단 l 143
4. 생활단식은 다이어트 식단의 핵심 l 146
5. 다이어트 전략식단에 도움이 되는 식품 l 151
* TIP 음식의 컨셉이 다이어트 전략식단의 키포인트 l 158

Chapter 06 자연식으로 섭취하는 육식의 힘

1. 소고기를 먹는 민족이 왜 세계를 정복할까 l 162
2. 맵고 짠 음식을 먹는 채식국가의 식단 l 166
3. 한약의 보양효과가 있는 서양식 육식과 샐러드의 파워 l 169
4. 세계 최고 장수국인 일본의 식단혁신 l 172
5. 육식의 구이로 인한 독소 해소법 l 175
* TIP 전통한식과 양식의 다른 육식문화 l 180

Chapter 07   어린이의 식단은 미래의 인재를 생산하는 에너지 충전소

1. 어린이의 식단은 미래의 인재개발 | 184
2. 먹는 대로 성장하고 인성이 형성되며 두뇌에너지가 축적된다 | 188
3. 어린이의 두뇌건강을 위한 식단 | 190
4. 자연식과 가공식품의 폐해 | 194
5. 어린이의 눈높이에 맞는 자연식 식단 | 197
* TIP-어린이를 위한 에너지관리의 상식 | 201

Chapter 08   식단의 혁신으로 질병을 치유한다

1. 화학적 체질교정에 의한 자연식 식단의 치유력 | 204
2. 목숨 걸지 말고 편식하라.(편식과 뷔페식단) | 208
3. 행운을 불러일으키는 에너지 식단 | 211
4. 인체은행의 저축통장과 보험은 장수의 경영학 | 215
* TIP 체질을 뛰어넘는 개별맞춤 자연식 식단 | 220

Chapter 09   건강혁명을 위한 표준식단

1. 체질식단의 문제점과 개선방법 | 224
2. 에너지강화를 위한 표준식단 | 227
3. 자연식의 주메뉴가 되는 과일식단 | 230
4. 두뇌와 오장육부의 영양소 | 234
* TIP 세계적인 장수촌의 식단과 육식에 대한 편견 | 245

Chapter 01

식단의 건강혁명

식단의 건강혁명

음식은 건강과 질병의 두 얼굴을 지닌 야누스

건강혁명의 절실한 필요성을 느끼게 된 동기는 식단연구를 하면서부터이다.

체질상담을 하며 병원이나 약으로 치유할 수 없는 불치병이나 난치병의 원인이 대부분 식단에 있음을 알게 되면서 그 이유를 찾기 시작한 것이다. 대개의 사람들이 간과하기 쉬운 증세들은 과연 어디에서 올까? 유전적 질환을 제외한 80%이상은 식원병이다.

식원병, 즉 잘못된 식생활로 인한 병이다. 건강을 위해서 좋다고 먹은 음식들이 질병을 일으키는 대표적인 원인이 된다는 뜻이다. 특히 우리나라의 식단은 문제가 많다. 벼농사 문화권에서 찾아볼 수 있는 집단식단제의 폐해와 서구식 식단이 결합되면서 나타나는 부작용이 극심하게 나타난다. 식단의 부작용인 식원병은 가랑비에 옷이 젖듯이 서서히 오랜 세월 누적되며 나타나기 때문에 찾기가 쉽지 않다. 그러나 식단을 분석해보면, 잘못된 식생활을 하는 사람은 이미 병에 걸려 있거나 병에 걸릴 확률이 높다.

　식탁의 건강혁명을 세상에 발표하기로 한 결정적인 이유는 K씨를 만나면서부터이다.
　그녀를 처음 만났을 때, 증상은 여러 가지로 심각했다. 5년 동안을 거의 병마로 인해 모든 사회활동을 접어야 할 정도였다. 앰뷸런스에 실려 가기도 여러 번이었고, 병원에 입원도 자주 했다. 그녀는 기존 의학계에 대한 불신이 대단했다. 자신이 난치병에 걸려 있거나 귀신병에 걸린 것이 아닐까 하는 생각도 하고 있었다. 그런데 신기한 것은 그 모든 증상이 심각했지만 식원병의 관점에서 보면 단순하고 쉽게 치료될 수 있는 것이었다.
　나는 그녀의 식생활습관에 대해 물어본 후에 이렇게 말했다.
　"심각한 증세가 아니고 자연치유가 쉽게 되는 병입니다."
　그 말을 그녀는 크게 신뢰하는 것 같지 않았다. 온갖 좋다는 식품과 약품을 비롯해서 대체의학에 이르기까지 순례(?)를 한 입장에서 당연했다. 그러나 병원에서 유전적인 원인으로 인한 선천적 질환이 아닌 경우엔 자연치유가 되지 않을 증세는 없다. 음식이나 식품, 약품을 분석해보면, 그러한 사실은 쉽게 알 수 있다.
　음식은 장기적으로 영양에너지를 구성하는 것이기 때문에 영향력이 강하다. 식품이나 약품도 강한 영향력을 주며 음식과 결합되면 플러스 혹은 마이너스 작용을 강화시킨다.
　특히 음식물은 가랑비가 옷을 젖게 하듯이 서서히 인체를 중독 시키거나 특정증세를 유발시키며 질환으로 몰고 가는 특성이 있다. 거기에다 맞지 않는 식품과 약품까지 가세하면 인체의 에너지는 급속하게 혼탁하게 되며 심각한 질병을 유발하기 십상이다.

"저는 나름대로 어릴 때부터 건강식을 했고, 좋은 식품과 약을 많이 복용했어요. 그런데 왜 제 몸이 낫지 않는 걸까요?"

그녀는 자신의 몸에 대해서 이해할 수 없다는 식의 의문을 가지고 있었다. 나는 특정증세나 질환에 시달리는 사람들이 대개 그런 의문을 지니는 것을 익히 알고 있었다. 그런데 그들은 대개가 잘못된 음식물이 문제인 경우가 많다.

"식생활습관이 대단히 잘못된 것 같습니다. 식단을 분석해보면, 심각한 탄수화물중독이 있고 영양에너지의 불균형이 있습니다. 아군음식보다 적군음식을 많이 섭취하고 있습니다. 그로인해 체질적 불균형이 나타나고 여러 가지 증세가 드러나는 것으로 볼 수 있습니다."

그녀는 놀란 듯한 눈빛을 지으며 말했다.

"제 식단에 문제가 많은 것은 느끼고 있어요. 탄수화물도 중독이 되나요? 제가 단 것을 좋아해서 당분이 많은 과자나 군것질은 아무리 많이 먹어도 몸에 이상이 없었는데, 왜 중독이 되죠? 적군음식이라는 것이 뭔가요?"

그녀는 탄수화물이나 지방의 중독이 얼마나 심각한지를 모르고 있었다. 그녀가 살아왔던 과거의 식단이 심각한 증세의 중독이 된 것을 모르고 있었던 것이다.

"특정 성분이 치우친 음식물은 중독이 됩니다. 단맛에 길들여지면 강한 자극을 원하게 되니까 중독이 되는 겁니다. 영양은 균형이 생명입니다. 음식물 중독은 영양불균형을 가속화해서 병을 키웁니다. 적군음식은 상식적으로 좋은 음식인데도 자신이 먹으면 해가 되는 성분의 음식을 뜻합니다."

그녀는 초등학교 4학년 때부터 플루트를 시작했다. 바깥활동을 하지 않고 줄곧 연습, 레슨, 과외를 했다. 매일 레슨에 쫓기며 장거리 이동을 했다. 차멀미도 하고 빠듯한 생활리듬으로 식사를 거르기 일쑤였다. 중학교 때는 자주 체해서 밥이나 육류보다는 칼국수나 아이스크림 빵, 떡볶이, 과자류 등 탄수화물이 많이 함유된 군것질 혹은 분식류를 즐겨먹었다. 그녀는 그런 식생활습관 때문에 코피를 자주 쏟고 빈혈증세로 현기증을 많이 느꼈다.

그런데도 고등학교 시절부터는 군것질을 거의 주식으로 삼았다. 대학진학을 위해 파리로 유학을 가서는 식단이 더 나빠졌다. 제대로 된 식단이라고 할 수 없는 식생활을 했다. 거기에다 설상가상으로 S 건강식품을 먹은 후 갑자기 몸이 급격히 나빠졌다.

갑자기 열이 생기면서 손에 수포가 생기고 나중에 막 찢어졌다. 온몸과 얼굴이 건조하게 되고 마른나무 껍질처럼 건들면 바스락거리며 각질이 떨어질 것처럼 건조하고 열이 생겼다.

그 이후는 가슴이 꼭 막히고 늘 숨이 차고 눈이 시리며 피곤하고 가슴이 죄어 와서 몇 년 동안 잠을 못 잤다. 심할 때는 잠을 자려고 누우면 가슴통증으로 앉아서 졸며 밤을 새우기도 했다. 파리유학을 마치고 귀국을 한 후에도 그 증세는 심각하게 악화되었다.

온몸의 피부가 찢어지고 온 살이 아프고 극도로 피곤하고 힘이 전혀 없어서 계속 누워서 지냈다. 중간 중간 고열로 앰뷸런스에 실려 가서 몇 번이나 입원을 하기도 했다.

그 후 그녀는 숨이 잘 안 쉬어지고 손과 발, 얼굴이 저리면서 마비가 되어 병원에 입원하기를 여러 차례 되풀이 했다. 그런데도 이상하게도 병원에서는 병명이 없었다. 딱히 특별한 이상이 나타나지 않았던 것이다.

그녀의 증세를 들어보면 오리무중의 상태가 아닐 수 없다. 대관절 무엇이 그녀를 그런 몸의 상태로 만들었을까? 그 해답은 의외로 오랫동안 누적된 음식물의 문제였다. 식단을 분석해보면, 심각한 탄수화물과 지방 중독증이 드러났다. 거기에다 영양소의 심각한 불균형에 있었다. 과자와 군것질을 통해서 당분섭취는 과도한데 비해서 섬유질과 미네랄, 비타민의 미량영양소가 결핍이었다. 대량영양소인 단백질의 섭취 역시 절대적으로 부족했다. 그런 식단이 장기간 지속되면 큰 강둑이 작은 구멍이 생기면서 무너지듯 건강의 불균형은 나타나기 마련이다.

나는 K씨에게 치료식단을 정해주며 반드시 병이 치유될 수 있을 것이라는 것을 알려주었다. 약이나 건강식품을 복용하기 이전에 근원적인 약은 식단인 것을 확신시켜주며 실행하도록 했다. 그 결과 무려 5년 동안 온갖 방법을 다 동원해도 치료할 수 없었던 심각한 병세를 지녔던 K씨의 건강회복은 놀라울 정도로 빠르게 이루어졌다.

당시의 증세로 보면, 심하게 열이 머리로 오르는 상기증, 식도가 좁아서 자주 체하는 식도협착증과 만성체증, 심장의 부동맥, 장의 식적, 만성변비증세, 혈액순환장애, 신경과민, 우울증, 피부질환, 알레르기 등의 종합병원 수준의 몸을 3개월 만에 완치시켰다. 실로 놀라운 기적이 일어난 것이다. 그러나 엄연한 사실이다. 이 책을 읽다보면 그 기적은 우연이 아니라 과학의 원리가 적용된 당연한 현상이라는 것을 이해할 수 있다. 왜 식단이 그토록 중요하며, 자연치유력을 높여야 하는지를 알 수 있게 될 것이다.

약으로 고칠 수 없는 병은 자연치유력 식단으로 고친다

　약으로 고칠 수 없는 병은 셀 수도 없이 많다.
　생활습관병을 비롯해서 이름 모를 여러 가지 증세가 합병증을 지니면, 백약이 무효이다. 여러 가지 증세에 맞는 약을 한꺼번에 처방하기도 힘들고, 실제 효과도 나타나기 어렵다.
　근본적인 원인은 잘못된 식단에 있기 때문에 약으로 고칠 수가 없다. 그런데도 수많은 사람들은 몸에 이상이 생기면 우선 병원부터 찾는다.
　예를 들면, 고혈압, 당뇨병, 심장병, 갑상선, 만성간염 등의 병에 걸리면 자연치유력으로 완치할 생각은 않고 관리에 들어간다. 평생 약을 먹으며 관리하여야 할 병이 많다. 정기적으로 약을 받으러가고 평생 관리하는 것을 상식쯤으로 여긴다. 원인을 알면 고칠 수 있는 병인데도 완치개념은 없고 관리하여 호전시키거나 유지개념으로 알고 있는 것이다.
　코끼리의 사슬과 같은 고정관념이다.
　사육사가 아기 코끼리를 교육 시킬 때, 굵은 쇠사슬에 묶어둔다고 한다. 그러면 아기 코끼리는 사력을 다해 쇠사슬을 끊으려고 하지만 뜻대로 되지 않으면 마침내 포기한다. 그 경험 후에 코끼리는 쇠사슬은 절대 끊을 수 없는 것이라는 고정관념을 지닌다. 어른 코끼리가 되어도 쇠사슬에 묶이면 끊을 생각조차 못한다. 어른 코끼리는 조금만 힘을 주어도 끊을 수 있는 쇠사슬인데도 아예 시도조차 않는다고 한다. 아기 시절에 경험한 무의식이 남아 감히 끊어질 것이라는 생각조차 하지 못하기 때문이다.
　약으로 고칠 수 없다고 생각하는 병도 마찬가지이다. 평생 약을 먹으며 관리하지 않아도 될 병인데도 코끼리의 쇠사슬을 달고 사는 것과 같다. 그것은 달리 말하면 약으로는 고칠 수 없는 병이라면, 치료식단으로는 고칠 수 있다는 것을 의미한다. 원인이 잘못된 식단에 있기 때문에 당연한 일이다. 약으로 고칠 수 없다는 것 자체가 약이 맞지 않다는 것을 의미하는 역설적 의미가 있는 것 아니겠는가.

의학적으로 평생 관리해야 하는 병들 중에 상당수가 약이 아닌 치료식단으로 완치하는 경우는 허다하게 많다. 탄수화물의 중독으로 인해 생긴 당뇨병의 약은 과연 인슐린일까? 그렇지 않다. 탄수화물의 중독을 해독하는 치료식단이 더 근본적인 약이다. 식단이 바뀌고 췌장의 랑겔한스섬을 혹사시키지 않으면 당뇨병이 악화될 수가 없다. 그런데도 많은 사람들이 완치하려는 생각은 않고 관리를 받으며 스스로 코끼리의 쇠사슬에 묶인다.

부산의 L씨도 그 중의 한 사람이었다. 그녀는 갑상선 기능 항진증으로 목이 심하게 붓고 눈이 튀어나오는 증세로 병원의 관리를 받고 있었다. 목이 부어 있는 것이 보일 정도였다.

그녀는 평생 약을 먹어야 한다는 진단을 받고 그 점에 대해서는 별 이의가 없는 것 같았다.

코끼리의 쇠사슬을 받아들인 것이다. 그녀가 나를 찾은 것은 식단에 대한 관심 때문이었다. 나는 그녀에게 평소의 식단에 대해 물어보았다.

"물만 먹어도 찌는 체질이어서, 밥은 거의 먹지 않고 패스트푸드나 떡볶이, 순대 같은 것으로 대충 때워요. 컵라면도 자주 먹어요. 정식으로 밥을 차려서 먹을 때는 거의 없어요."

그녀의 답변은 식단이라고 할 수 없는 수준이었다. 그녀의 직업은 야간작업이 많은 웹디자이너였다. 프리랜서로 뛰는 바람에 바쁠 때는 밤과 낮이 바뀐다고 했다.

그녀의 식단과 생활리듬을 보면, 갑상선 기능 항진증이 생기는 것은 너무나 당연했다. 나는 그녀에게 치료식단을 알려주었다. 갑상선의 기능을 정상으로 돌려놓는 심장과 간장, 담의 기능을 회복하는 식단이었다. 그리고 식단에 대한 지침도 알려주었다.

"식사는 하루 3끼 규칙적으로 하되, 자연식으로 하고 소식을 하셔야 합니다. 일체의 가공식품을 근절하시고 약을 챙겨먹듯이 식단을 지키셔야 합니다."

그녀는 꼭 지키겠다는 약속을 하고 돌아갔다. 그 후에 나는 관심을 가지고 치료식단을 체크하였다. 다행히 그녀는 철저히 치료식단을 지켰고 몸이 정상으로 회복되어 약을 끊었다.

그리고 6개월이 지난 후에 다시 나를 찾아왔다.

"몸이 좋아져서 병원에는 다시 가지 않았어요. 그런데 코 성형수술을 하려고 찾아갔더니, 갑상선염이 있으면 수술을 할 수 없다고 해서 하는 수없이 검사를 받으러 갔었어요. 그런데 그 병이 완치되었다고 해요. 감사합니다."

그녀는 약으로 완치할 수 없는 병이 자연치유가 되었다는 사실에 놀라워했다. 그러나 그것은 절대 놀라운 현상이 아니다. 자신이 만든 병을 자신이 고치는 것은 자연스러운 일이다.

수많은 사람들이 잘못된 식단으로 병을 만들고 약이 듣지 않는다고 푸념을 한다. 지나치게 짠 음식만 먹고 고혈압에 걸리고, 단 음식만 먹고 당뇨병에 걸리며, 기름진 음식만을 즐겨 심장병에 걸리고도 식단을 바꿀 생각은 않고 약에 의존하며 사는 사람들이 많다.

이열치열, 열은 열로 다스리듯, 잘못된 식단으로 인해 생긴 병은 식단으로 치료하는 것이 당연한 것이다.

벼농사 문화권
VS 디지털 유목민 문화권의 식단

식단을 이해하기 위해서는 역사와 그 시대의 문화를 고찰해야 한다.

대개 음식의 혁명은 격동기나 한 시대를 뒤흔드는 문화적 충격으로 오기 때문이다. 전통 식단을 살펴보면 역사와 그 시대의 문화가 담겨 있음을 알 수 있다.

우리나라의 식단은 벼농사 문화권이라는 코드로 이해하는 것이 쉽다. 일반적으로 벼농사 문화권은 연 3000시간의 노동력을 필요로 한다. 벼농사는 강렬한 태양 아래서 허리를 굽히고 손과 발을 많이 사용하여야 한다. 유목 문화권은 연 2000시간의 노동력이 필요하지만 허리를 굽히거나 손과 발을 많이 사용하지 않는 특성이 있어 식단에도 차이가 많다.

벼농사 문화권의 식단은 예외 없이 맵고 짠 특성이 있다. 매운 맛은 연간 3000시간의 노동력을 위해서는 매운 맛이 들어가서 열량을 내기 위해서다. 짠 맛의 소금은 햇볕 쏟아지는 들판에서 일사병을 방지하고 땀으로 인한 탈수를 막는다. 그런 이유로 우리나라를 비롯한 벼농사 문화권의 식단은 맵고 짠 음식이 많다. 그중에서 특히 우리나라는 맵고 짠 음식이 다양하게 발달되어 있다. 김치와 간장, 된장, 고추장, 젓갈, 장아찌 등으로 분류되는 소금발효음식들이 그러하다.

나는 시골에서 농민의 아들로 자라났기 때문에 벼농사 문화권의 생활과 식단을 충분히 경험했다. 농부는 '삭신이 쑤신다'. 는 표현을 많이 쓴다. 삭신(몸 전체)을 계속 움직이고 손이 가야 농사를 지을 수 있기 때문이다. 하루 종일 고된 노동을 위한 열량을 채우기 위해서는 엄청난 양의 밥과 국, 김치, 된장, 나물 등이 필요하다. 또 기계화되기 이전의 농법은 노동집약이 필요하기 때문에 많은 일꾼들이 협동해서 농사를 지었다.

지금 시대는 먹거리가 풍부하지만 80년대 이전은 그렇지 않았다. 그래서 양을 늘리기 위해서는 밥과 국, 김치와 된장, 고추장, 간장을 비롯한 온갖 나물류 등 식단이 복잡해졌다. 또 한 가지 특성은 집단 식단제로 여럿이서 함께 먹어도 배탈이 나지 않을 식단이 발달했다. 집단 식단제로서 가장 좋은 방법은 태극(음과 양)과 오색을 결합하는 것이다.

우리나라의 대표음식인 김치의 음양오행론 원리

김치는 배추의 푸른색 잎과 붉은 고추장의 컬러배합으로 태극(음양)의 맛을 낸다. 고추장(빨강), 된장(노랑), 파(파랑), 소금(하양), 간장(검정) 등 오색으로 오행의 맛을 낸다. 그렇게 태극과 오색을 다 결합하면 음식의 부작용은 없다. 배탈이 잘 나지 않는다. 음체질인 사람과 양체질인 사람이 섭취를 해도 탈이 나지 않고 오행이 갖춰져서 오장에 고루 영향을 미친다. 벼농사 문화권 중에서 우리나라는 사계절이 가장 뚜렷하기 때문에 음양오행의 원리를 적용해서 식단을 구성한 것이다.

김치를 비롯해서 태극의 음과 양으로 구성된 5가지 컬러의 양념이 그러한 원리로 구성되어 있다. 그래서 김치를 비롯한 한식이 세계적인 식품이 되는 장점이 있지만 집단 식단제로서의 단점도 있다. 모두가 먹어도 좋은 음식은 특별히 한 사람에겐 나쁜 음식이 될 수도 있기 때문이다. 기본적으로는 모두의 입맛을 충족한다고 해도 개별적 입맛이나 개별적 체질 특성에 맞지 않을 수도 있다. 특정질환에 걸렸을 때, 자신에게 맞지 않는 특정 음식물은 치료식단으로서의 효과를 떨어뜨릴 수 있는 것이다.

그래서 전통한식은 많은 장점에도 불구하고 지금의 지식정보화 시대에 맞지 않는 요소가 상당히 많다. 우선은 지금은 햇빛을 받으며 노동력을 위주로 하는 시대가 아니다. 또 매운 맛으로 칼로리를 늘이고 짠 맛으로 일사병을 예방해야 할 만큼 많은 노동력을 요하지도 않는다. 농사를 짓는다고 해도 마찬가지이다. 지금은 과거의 농법과 달리 기계화되어 있어 노동량도 줄었고 전통한식 이외에 영양을 보충할 먹거리도 풍부하다.

그렇기 때문에 구태여 벼농사 문화권의 식탁을 고수할 필요는 없다. 21세기의 지식 정보하시대의 식단개량이 필요한 시점인 것이다. 그렇다면 벼농사 문화권과 지식정보화 시대의 식단은 어떤 차이가 있고, 어떻게 식단을 개선해야 할까?

벼농사 문화권의 식단

맵고 짠 음식이 주류이며, 국물과 밑반찬 중심이다.
대표적인 음식: 밥과 김치, 간장, 된장, 고추장, 장아찌, 나물, 젓갈, 소금 절인 생선류.
특징: 밥그릇이 크고 국과 탕류, 반찬종류가 많다.

21세기 지식 정보화 시대의 식단

전통한식을 개량하고 핵가족 중심의 개별화된 식단체계로 전환해야 한다.

담백하고 영양가 있는 자연식으로 전통한식의 장점만을 받아들이고 단점은 개량한다.

대표적인 음식: 전통한식을 개선한 담백하고 균형 잡힌 자연식 식단

특징: 밥그릇이 작고 국과 탕, 반찬종류가 적다.

지금시대는 벼농사 문화권의 전통한식과 각 나라의 외국음식이 퓨전되어 혼재되어 있다.

고급 한정식에 가면 전통한식보다는 퓨전된 국적 미상의 음식들이 많다. 과연 몸에 좋을까?

전통한식의 주요한 코스는 궁중요리가 많다. 왕실의 수라간에서 최고의 요리사가 하는 요리를 일반 가정에서는 쉽게 따라할 수 없다. 특히 육식의 경우, 요리의 레시피도 까다롭고 맵고 짠 성분이 많으며 섬유질이 부족한 실정이다. 이러한 요리들은 가정식이 되기가 힘들다. 음식은 종류나 맛보다 영양의 균형이 생명이다. 아무리 맛있다고 해도 특정영양의 과잉이 되면 몸은 불균형이 되어 병이 일어날 수밖에 없다.

따라서 벼농사 문화권의 전통한식의 장점만 살리고 21세기 디지털 유목민 문화에 맞는 새로운 먹거리 개념이 생겨야 한다. 즉 식탁의 건강혁명이 일어나야 하는 것이다.

지금 시대는 식단의 혼란기이다. 유사 이래 지금처럼 먹거리의 문제가 많이 대두된 적도 없다. TV의 소비자고발 프로나 불만제로를 보면, 수많은 먹거리들이 경제논리로 소비자들의 건강을 볼모로 잡거나 파괴를 하고 있다. 잘못된 음식물들이 사람들의 건강을 치명적으로 위협하고 있다. 이런 때일수록, 제대로 된 식단의 개념을 정립해서 자연치유력을 높여 건강을 지키고 에너지를 강화하는 것이 중요한 것이다.

지식 정보화 시대의 핵가족 식단을 찾아라.

전통한식의 문제점을 찾은 것은 나의 체질 때문이었다.

나는 어릴 때부터 싱겁고 담백한 맛을 좋아했다. 하지만 맵고 짠 전통한식의 식단을 수용할 수밖에 없었다. 김치나 짠 장아찌, 고추장, 된장찌개 등의 식단을 좋아하지 않았지만 당시로서는 선택의 여지가 없었다. 점차 맵고 짠 맛에 길들여져 갔다. 그러다 보니, 나중에는 맵고 짠 식단으로 인해 여러 가지 문제가 일어났다. 위산과다에 시달렸고, 맵고 짠 식단의 양성에너지로 인해 성격은 다혈질로 변하며 늘 피로했다. 하지만 당시로서는 그 이유를 알 수 없었다. 단지 전통식단을 좋아하지 않는다는 사실과 몸의 다양한 증세만은 분명히 느끼고 있었다. 그 증세는 사춘기를 겪으면서 심각해졌다. 맵고 짠 맛에 완전히 길들여져서 전통한식을 좋아하면서부터 병적 증세가 나타났다. '상기증과 뇌압상승, 위산과다중, 비장위축증, 비염, 우울증, 신경과민, 만성변비, 치질, 피로감' 등이 심하게 일어났다.

아무 것도 할 수 없을 정도로 정신적 고통이 심했고 공부를 할 수 없는 상태였다. 그래서 스스로 몸과 마음을 정화하기 위해 고등학교 시절에는 단식을 비롯한 여러 가지 요법들을 찾아서 실행해보았다. 홀로 일주일 단식을 몇 번이나 해보았고 기공수련도 하며 나의 문제를 해결하려고 나름대로 노력했다. 그러나 일시적인 효과 뿐이었다. 여전히 공부를 할 수 없었고 늘 불안과 우울증, 강박관념에 시달렸다.

결국 나는 고등학교를 졸업한 후는 대학진학을 포기할 수밖에 없었다. 여전히 심각한 증세에 시달렸지만 집을 나와 생활전선에 뛰어들었다. 그런데 집을 나와 생활전선에 뛰어들면서 묘한 변화가 일어났다. 집에서 먹는 전통한식을 먹지 않게 되자, 심신의 변화가 일어났다.

원래 입맛대로 싱거우며 담백한 맛으로 돌아오자 여러 가지 증세가 멈추기 시작한 것이다. 아마추어 수준이었지만 나름의 식단을 정한 덕분에 몸과 마음이 안정되는 것을 느꼈다.

그 결과, 몸과 마음을 추슬러 재수를 해서 대학진학을 할 수 있었다. 그리고 나중에 체질연구를 하면서 나의 10대 시절을 어둡게 했던 식단의 폐해를 분석할 수 있었다.

전통한식이 나의 체질에 악영향을 준 것은 크게 나누어보면, 4가지가 있다.

첫 번째는 나는 강산성체질(극양체질)이기 때문에 맵고 짠 맛이 체질의 균형을 심각하게 깨뜨린다는 것이다. 전통한식은 기본적으로 고추와 소금이 많은 성분으로 양체질에게는 지극히 나쁜 영향을 미쳐 각종 증세를 유발시킨다.

두 번째로 고추의 캡사이신이 과다 섭취를 하면 상기증과 위산과다를 유발한다는 것이다. 적정량일 때는 몸에 좋은 효과를 준다. 하지만 과도한 양일 때는 강산성체질(극양체질)에게는 독약과도 같이 작용을 한다. 양성에너지가 강하므로 열을 일으켜 상기증과 위산과다 및 비장 위축증 및 각종 증세를 일으킨다.

세 번째는 소금의 과다섭취는 신장의 기능을 약화시킨다는 것이다. 신장의 기능이 약하기 때문에 소금의 과다섭취가 오히려 수분섭취를 줄이게 함으로써 체내수분이 부족해진다. 그 결과 피부염, 비염, 만성 변비와 치질 등의 각종 증세가 수반이 된다.

네 번째는 맵고 짠 성분을 방어하기 위해 밥을 비롯하여 빵, 국수, 라면 등 과다한 탄수화물을 섭취하여 염분중독과 더불어 당분중독을 일으키는 것이다. 그 결과 체내 열량의 증가와 뇌압상승을 일으켜 집중력저하, 우울증을 유발한다.

잘못된 식단의 폐해는 자신도 모르는 사이에 큰 영향을 미친다. 물론 전통한식을 먹어도 전혀 폐해가 나지 않는 약알칼리체질(음체질)이나 중성체질(태극체질)이 있다. 그런 체질을 가진 사람들은 별 이상이 나타나지 않는다. 나는 체질연구를 통해서 그러한 사실을 뼈저리게 느꼈고 수많은 사람들을 대상으로 임상적 데이터를 통해 확인을 했다.

전통한식의 맵고 짠 성분의 피해는 광범위하게 나타난다. 강산성체질(극양체질)을 지닌 학생은 공부를 제대로 하지 못하고 각종 질환에 걸리며 정신적 방황을 한다. 성인은 고혈압, 위암, 뇌졸중, 신장질환, 골다공증, 비만, 부종 등 온갖 생활습관병의 원인이 되기도 한다. 나는 잘못된 식단으로 인한 각종 증세들을 수없이 목격했고 그들의 체질을 개선하였다. 잘못된 식단의 폐해는 성인의 경우엔 생명을 위협하는 위험성이 있다. 하지만 그보다 더 안타까운 일은 꿈나무들, 청소년, 사회초년생의 건강을 파괴하는 것이 가장 안타깝다.

나는 잘못된 식단으로 인한 질환 때문에 폭력적인 청소년이 되거나 공부를 포기한 학생, 각종 질환에 걸려 진로가 차단된 젊은 세대들을 보았다. 그들은 지금도 병원을 찾고 약을 찾아 헤매고 있다. 그들도 언젠가는 식단에서 약을 찾아야 한다.

그렇게 하자면, 벼농사 문화권의 전통식단을 개선하여 핵가족 식단으로, 가족 개개인의 체질에 맞는 식단을 찾는 것이 최선의 방법이다. 다행히 가족들이 모두 건강하고 에너지가 넘친다면 상관없겠지만 그렇지 않다면 오늘당장 핵가족의 식단을 찾는 것이 바람직할 것이다.

세포영양의 불균형이 만병의 원인

식단에서 가장 중요한 것은 영양에너지의 균형이다.
건강을 유지하기 위한 필수적인 조건은 영양에너지의 균형이기 때문이다. 실제적으로 현대의학에서 밝혀낸 모든 병의 기전은 세포영양 하나로 귀결된다. 세포의 영양이 신체 전반의 건강을 좌우한다는 것으로, 식단이 중요한 이유와 맥락을 같이한다. 영양에너지의 관점에서 질병을 분석해보면 크게 2가지 요인으로 나눌 수 있다.

세포기능 부전,
독소물질- 암 유발

이 두 가지 요인은 식단과 직결되어 있다.
세포기능 부전은 영양에너지의 결핍 혹은 불균형으로 나타나는 것으로, 식단의 구성적인 면에서 그 원인을 찾을 수 있는 것이다. 그리고 독소물질은 영양에너지의 문제점에서 원인을 찾을 수 있는 것으로, 식단을 구성하는 식자재의 문제에서 해결책을 찾아야 하는 것이다.
이 두 가지 관점은 식단이 얼마나 중요한 건강의 척도가 되는지를 단적으로 나타내고 있다. 우리가 일상적으로 먹는 식단이 세포영양에 결정적인 영향을 미치면 그 다음의 관계는 인체 전반에 걸쳐 나타난다.

식단- 세포영양- 세포- 조직- 장부- 시스템으로 연결이 되어 있다. 그래서 좋은 식단은 양질의 세포영양을 공급하여 인체 전반에 활기를 불어넣어 에너지를 넘치게 한다. 단순히 병이 없는 상태의 건강이 아니라, 성공을 일으키는 강한 에너지를 발산하게 한다.

반면에 잘못된 식단은 세포영양의 불균형을 초래한다. 그 다음은 도미노현상으로 조직이나 장부의 문제를 야기 시키고 시스템의 오류를 불러일으킨다. 그렇게 되면 병이 들거나 병이 들지 않아도 무기력해지며 에너지를 발산할 수 없어 성공보다는 실패의 나락에 떨어질 가능성이 높아진다. 당연한 일이다. 세포는 영양의 불균형이 생기면 자동으로 결집력이 와해된다. 세포의 생성에 중요한 세포 간 교신이 끊어지며 시스템의 오류를 일으킬 수 있기 때문이다. 따라서 건강과 성공을 위해 세포영양을 충족시킬 수 있는 절대적인 조건은 식단이다.

세포영양의 균형과 불균형을 결정하는 것은 기본적으로 식단이다. 영양에너지가 풍부하고 균형 잡힌 식단을 지닌 사람은 뭔가 다르다. 얼굴에서 광채가 나며 자세가 바르고 건강미와 더불어 성공의 에너지를 발산한다.

반면에 세포영양이 부실하거나 불균형이 일어난 사람은 보기만 해도 표시가 난다. 자세가 바르지 않으며 어둡고 지친 표정이 역력히 드러난다. 그런 점은 영양과잉으로 비만이 된 사람들 중에서 영양불균형이 된 사람도 비슷하다.

자기관리에 실패한 느낌을 주는 것은 물론이고 과체중의 사람들 중에 건강한 사람은 찾기 어려울 정도이다. 과유불급의 원리로 영양에너지는 한쪽으로 넘쳐 불균형이 된 것과 부족으로 결핍이 된 것은 모두 문제가 되는 것이다.

나는 식단상담을 하며 가끔씩 건강에 자신이 있다고 하는 분을 만난다. 그들 중에 상당수는 건강에 대한 자성적 예언을 하지만 대개는 긍정적 착각의 상태에 빠진 경우가 많다.

특이한 것은 좋다는 것만 골라서 먹는 사람들 중에 그런 분이 유독 많다는 점이다. 그들의 식단을 분석하면, 대개는 좋다고 믿고 있는 그들의 식단 중에서 음식중독이 들어 있다.

몸에 좋다고 과잉섭취 한 특정 영양성분이 오히려 중독을 야기시켜 영양불균형을 초래하는 것을 그들은 대개 모르고 있었다. 세포영양의 관점에서는 무조건 좋은 것을 먹는다고 몸에 이로운 것은 아니다.

예를 들면, TV프로에서 매실이 좋다고 하면 전국의 마트에서 매실이 품절되는 현상이 그런 것이다. 매실이 모두에게 좋은 것은 아니다. 강산성체질(극양체질)에겐 열을 높이며 위산과다를 일으켜 독이 될 수도 있다. 그렇기 때문에 자신의 몸과 마음을 제대로 알고 영양에너지의 균형을 잡을 수 있는 식단구성을 할 때, 세포영양을 최대한 끌어올릴 수 있다.

무조건 좋은 것을 찾아먹는 것은 최선의 건강비결이 아니다. 영양에너지의 균형을 찾아야 하며, 세포영양을 위한 자신만의 식단을 구성할 때, 건강과 성공의 에너지가 생성되고 발산이 될 수 있는 것이다.

세포영양의 불균형을 초래하게 하는 영양성분의 중독

식단에서 세포영양의 불균형을 초래하는 원인은 어떻게 알 수 있을까?

가장 빠르게 알기 위해서는 영양성분의 중독을 찾는 방법이 효과적이다. 그러나 영양성분의 중독은 찾기가 쉽지 않다. 자신의 입맛이 중독이 된 것을 스스로 아는 사람은 드물기 때문이다. 영양성분의 중독이 무서운 이유는 자신도 모르게 중독이 되어 있다는 점이다.

예를 들면, 나는 식사를 할 때, 당뇨병에 걸린 사람은 3분 이내에 찾아낼 수 있다. 그 비결은 간단하다. 젓가락이 기름지고 단 음식을 향해 맹렬하게 집중하는 것을 보면 안다. 그런 사람은 눈빛부터가 다르다. 식탐을 하며, 음식을 먹는 속도도 빠르고 양도 많다. 나는 그런 분들에게는 웃으며 이렇게 말한다.

"당뇨수치를 좀 알아보아야겠습니다."

그런 말을 듣는 당사자는 펄떡 뛰듯이 말한다.

"무슨 말씀입니까? 내가 운동도 많이 하고 건강관리는 잘하는 편입니다."

그리고 며칠이 지나면 전화가 걸려온다.

"제가 당뇨병에 든 것을 어찌 알았습니까? 설마하고 검사했더니, 당뇨수치가 높게 나왔습니다. 초기 당뇨병이라고 진단이 나왔는데, 이제 어떻게 하면 됩니까?"

그 대답은 간단하다. 음식중독으로 인해 생긴 병은 치료식단이 약이다. 병원에서 두툼하게 약을 받아서 평생을 먹는 것보다는 그것이 빠르고 정확한 방법인 것이다.

영양성분의 중독

> 1. 당분중독 - 단맛에 중독이 된 상태로 당뇨병을 유발시킨다.
> 2. 염분중독 - 짠맛에 중독이 된 상태로 심장병, 고혈압, 동맥경화. 뇌출혈을 유발시킨다.
> 3. 지방중독 - 고소한 맛에 중독이 된 상태로 지방간, 고콜레스테롤, 비만을 유발시킨다.
> 4. 항생제 중독 - 50년 이상 주류의약품인 항생제로 면역저하를 유발시킨다.
> 5. 중금속 중독 - 환경적 요소와 각종 음식물의 영향으로 각종 질병을 유발시킨다.
> 6. 알코올 중독 - 알코올 중독이 되면 당분중독과 지방중독이 함께 걸린다.

영양성분의 중독은 대단히 심각하다. 일단 영양성분의 중독은 단일중독이 드물다.

대부분 두 가지 이상의 영양성분이 복합중독을 지니고 있고, 그런 경우엔 질병에 걸릴 위험성이 매우 높아진다. 영양성분의 중독 중에서 음식물로 인한 중독은 6가지이다.

첫 번째는 당분중독이다. 단맛에 중독이 되는 것으로 일단 걸리면 좀처럼 벗어나기 어렵다. 패스트푸드점에서 필수적으로 선택하게 되는 콜라와 사이다를 비롯한 각종 음료수가 그 대표적인 것이다. 중독이 되면 단맛이 들어 있는 음식만을 찾게 되며 마침내 당분 과잉섭취로 세포영양의 불균형을 유발시킨다.

두 번째는 염분중독이다. 벼농사 문화권의 염분사랑은 각별하기 때문에 거의 모든 음식에서 염분을 발견할 수 있다. 전통한식은 특히 염분 덩어리이다. 벼농사 문화권에서 땡볕의 들판에서 일 할 때는 수분의 섭취와 더불어 땀으로 배출이 되지만 지금시대에는 염분의 과다섭취는 심각한 문제를 유발한다. 짠맛에 중독이 되어 있는 상태가 되면 그 역시 세포의 불균형을 유발시킬 수밖에 없다.

세 번째는 지방중독이다. 트랜스지방의 독성에 대해 아는 사람이라면, 구태여 강조할 필요가 없다. 고소한 맛에 중독이 되어 매일 삼겹살을 찾는다면, 지방중독이다. 다른 중독도 무섭지만, 지방중독은 특히 무섭다. 그 이유는 당분중독이 되면 자연 지방중독이 가속화되기 때문이다. 복합중독으로 당분중독이 된 사람들 중에 지방중독이 같이 된 경우가 많다. 예를 들면, 소주와 삼겹살을 좋아하면 소주의 당분과 알코올에 삼겹살의 지방이 섞여 순식간에 지방중독이 가속화된다. 당분을 섭취하면 65%가 지방으로 축적되어 과잉섭취는 곧 지방축적으로 전환이 되기 때문이다. 따라서 지방중독은 소리없이 무섭게 영양의 균형을 파괴시킨다.

네 번째는 항생제 중독이다. 약국에서 항생제를 처방받아 먹는 것이 문제가 아니다. 양식의 돼지고기, 닭고기를 즐겨 먹는 것 자체가 항생제의 중독을 일으킨다. 항생제를 먹고 자란 양식의 육류는 대체로 항생제 중독을 일으킨다. 소리 없이 무서운 중독으로 조류인플루엔자나 신종인플루엔자에서 보았듯 면역력 저하로 무서운 질환을 유발할 수 있고 쉽게 면역질환에 걸리게 하는 요인이다.

다섯 번째는 중금속 중독이다. 각종 식자재에 광범위하게 퍼져 있는 보이지 않는 위험성이 매우 높다. 최근의 수입품 소라의 무게 늘이기를 위한 공업용 청산가리 첨가가 대표적인 예이다. 자칫 모르고 먹은 음식이 중금속 중독을 일으킬 수 있다는 위험성을 늘 인지해야 한다.

여섯 번째, 알코올 중독이다. 알코올 중독은 한꺼번에 3가지의 중독을 동반한다. 주류 자체만으로도 2가지 중독성분이 있다. 술에는 알코올 성분과 더불어 당분이 다량 함유되어 있다. 또 안주는 지방성분이 대개 많기 때문에 술을 즐기면 3가지 중독이 된다. 그래서 알코올 중독이 되면 최소한 3가지 이상의 중독중에 걸릴 수 있다.

중독은 질병으로 가는 지름길을 제공한다. 해독을 하지 않으면 세포의 영양은 불균형에 빠지게 되며 언젠가는 반드시 질병에 걸린다. 영양성분의 중독에 장사는 없다. 천하 없이 건강을 뽐낸다고 해도 영양성분의 중독에 빠져들면 헤어나올 수 없는 질병의 구렁텅이에 빠진 것과 진배없다. 다만 중독은 서서히 세포의 영양불균형을 초래하기 때문에 당장 나타나지 않을 수도 있다. 빠르면 1년 이내에서 장기적으로 10년 후 20년 후에라도 질병으로 전환될 수 있다. 따라서 세포건강을 유지하기 위해서는 각별하게 영양성분의 중독을 피하여야 한다. 그러나 일단 중독이 되면 그 폐해는 너무나 심각하기 때문에 빨리 해독을 해야 한다. 대표적인 해독제는 자연식으로 하는 해독식단이다. 가공식품을 끊고 자연식으로 돌아가며 해독식단을 지키면 분명히 해독할 수 있다. 기본적으로 식단의 혁명이 필요하다. 모든 병이 세포의 영양에 달려 있기 때문에 식단을 중심으로 영양성분의 중독을 벗어나야 하는 것이다.

7대 영양소와 식단의 관계

영양관리의 가장 큰 문제는 균형 잡힌 식단의 개념을 정립하는 일이다.

특정 영양의 과잉이나 결핍이 되지 않도록 하는 식단의 구성이 되어야 한다는 뜻이다. 그렇게 하려면 식단의 다양성이나 지나친 편식을 벗어난 적합한 영양에너지의 균형을 잡는 것도 중요하지만 개별맞춤 식단이 되어야 한다. 먼저 현재 식단의 문제점을 파악하고 연령대와 체질, 현재의 건강상태를 반영하여야 한다.

구체적인 식단의 구성에는 어떤 식재료를 구입할 것인가 하는 점도 고려해야 한다. 그러자면 영양성분에 대한 개념과 7대영양소의 균형을 유지하는 식단의 구성이 이루어져야 한다.

식단을 구성하는 7가지 식품군

음식류에 따라 복합적인 영양성분이 있지만, 대표적인 영양질만으로 분류한다.

제 1군 곡물류〈탄수화물〉− 현미, 밥, 통밀, 조, 수수, 옥수수, 면, 빵, 시리얼, 파스타, 피자
제 2군 야채류 + 해초류〈섬유질〉− 김치, 나물, 야채류, 미역, 파래, 김, 다시마, 우뭇가사리
제 3군 해산물류+ 식물성 지방질〈지방질〉− 참치, 고등어, 삼치, 꽁치. 칼치, 대구, 견과류
제 4군 육류+ 식물성 단백질〈단백질〉− 소고기, 돼지고기, 닭고기, 오리고기, 계란류, 콩
제 5군 나무과일+채소과일〈비타민〉− 사과, 배, 포도, 딸기 오렌지, 키위 등 각종 과일류
제 6군 민물류+ 어패류〈미네랄〉− 가물치, 붕어, 잉어, 웅어, 굴, 전복, 해삼, 민물조개
제 7군 약초+ 약선〈약성〉− 인삼, 더덕, 도라지, 대추, 결명자, 오미자, 구기자, 한약재 등

식단은 제 1군부터 7군까지의 식품을 고루 섭취하는 것이 가장 이상적이다.

식단을 구성할 때 각 군에 속하는 음식을 선택하여 종류를 선정하는 것이 효율적이다. 그런데, 음식의 개념을 지니지 않고 1군과 2군의 음식만을 중심으로 식사를 할 경우에 자칫 영양과잉과 불균형을 초래하기 쉽다. 실제 1군에서 전체 열량의 50% 이상을 공급하기 때문에 나머지 각 군에 속하는 음식은 균형 있는 선택이 필요하다.

우리나라 식탁의 특색은 제 1군과 2군의 결합을 중심으로 3군과 4군, 5군을 섞어서 섭취하는 경향이다. 그러다보면, 제 6군과 7군은 매우 드물게 섭취한다. 대부분 1군과 2군만으로 영양섭취를 하는 가정이 가장 많다. 그것도 2군은 밑반찬이라는 독특한 음식체계이다.

그 결과 3군과 4군은 상대적으로 부족하다. 우리나라 사람들의 고기섭취량은 아직까지도 절대적으로 모자라는 수준이다. 우리나라 1인당 육류 소비량은 약 31.4kg으로 미국의 약 1/4 수준이다.

섭취량이 가장 많은 것은 돼지고기 (17.4kg)이며, 그 다음으로 닭고기(7.4kg)이고 섭취량이 가장 적은 것은 쇠고기(6.6kg)이다. 3군의 육류를 먹어야 하는 이유는 육류로만 섭취되는 영양분을 섭취하기 위해서이다. 보건복지부에서 발표한 한국인의 10대 부족 영양소를 보아도 그 사실을 알 수 있다. B12는 육류를 먹어야만 섭취할 수 있다. B12가 모자라면 빈혈, 신경계 장애 등이 일어난다. 또한 피부를 위해서라도 육류는 절대적으로 필요한 성분이다. 육류의 단백질 성분에 많이 든 콜라겐은 피부를 탱탱하게 하는 역할을 하기 때문이다.

육류에는 자양강장 음료의 주성분인 타우린과 필수아미노산이 다량 함유되어 있다. 이들 성분은 항스트레스작용, 간해독작용 등을 해 피로회복에 좋다. 심지어 육류에는 기분을 좋게 해주는 '세로토닌'의 원료가 되는 트립토판이 많이 들어있다. 그 밖에 육류에는 철분, 아연, 칼슘 등도 풍부하다.

그러나 3군 역시 과잉은 불균형의 주요원인이 된다. 현대인의 주요 질병은 이들 특정영양성분의 과잉섭취에 있다고 해도 과언이 아니다.

식단을 조사해보면, 한 가지 특징은 음식에 대한 기본적인 개념이 뚜렷하지 않다는 점이다. 식단을 구성하는 영양성분의 균형이라는 관점에서 음식을 선택하는 개념이 부족하다는 뜻이다. 그렇게 되면 영양과잉이 되고서도 영양불균형이 되는 이상 현상이 초래된다. 그렇게 되면 건강을 유지하기가 힘들다. 생활습관병이 그러한 현상을 명확하게 드러낸다.

단맛에 중독이 된 상태로 설탕을 비롯한 당분섭취에만 과잉영양공급이 되면 당뇨병을 유발시킨다. 또 지방중독으로 지방간이나 고콜레스테롤, 비만을 유발시키는 것을 보면 알 수 있다. 식이지도를 하다보면, 거의 80%이상의 허약체질이나 체질불균형은 영양불균형에 빠져있다. 자신도 모르게 과잉영양을 섭취하고도 특정 영양성분의 결핍으로 체질적 불균형을 초래해서 병적인 증세를 지니게 되는 것이다.

그렇기 때문에 잘 먹고 잘 산다는 것은 식단에 관한 개념이 반드시 필요하다. 시간과 비용을 들여서 영양을 공급하고도 영양불균형을 초래하거나 특정 성분이 결핍된다면 무슨 의미가 있는가. 결과적으로 건강에는 전혀 도움이 안 된다. 최소한의 시간과 비용을 들여서 식단의 개념을 정립하여 영양균형을 이루어지는 것이 진정 질병예방을 하는 방법이며, 건강관리의 핵심인 것이다.

식단에 있어서 소식과 편식의 영양학

무작정 맛있는 것을 먹는 것보다는 생각하면서 먹는 습관을 길러야 한다.

나는 하루에 밥 반공기에 적정량의 육류와 생선, 채소와 과일을 즐기는 소식을 하지만, 늘 생각하며 오래 먹는 습관이 있다. 식사시간에 다른 것을 생각하지는 않는다. 내 몸의 에너지를 생성하기 위해 필요한 영양성분에 대한 균형을 생각하며 음식을 즐긴다.

생각하는 시간은 식단의 개념이 잡혀 있기 때문에 대부분 1분을 넘기지 않는다. 어떤 음식을 얼마나 먹을지에 대해 빠르게 판단한다. 그러나 결코 과식을 하거나 다양한 음식들을 선택하지는 않는다. 기본적으로 소식과 편식을 원칙으로 하되, 몸이 필요로 하는 것을 영양을 섭취한다. 가끔씩 외부 인사들과 식사를 할 때도 그 원칙은 변함이 없다. 고급식당의 화려한 코스요리가 나와도 꼭 필요한 영양소만 선택하여 편식하고 소식을 한다. 그러면 함께 식사하는 분이 의아해하며 말한다.

"맛있는 요리를 안 드시거나 조금만 드시는 것 같습니다. 골고루 먹어야 건강한 것 아닙니까? 골고루 많이 좀 드십시오."

"골고루 먹는다고 전부 영양에너지가 되는 것은 아닙니다. 또 많이 먹는다고 그만큼 흡수되는 것도 아닙니다. 그 이유는 정신적 양식인 학습의 양과 진도, 과목을 생각하면 이해할 수 있을 겁니다. 시험에 임박했다고 12과목을 한꺼번에 공부할 수는 없습니다. 또 짧은 시간에 그 많은 과목을 전부 흡수할 수가 없습니다. 그 시간에 맞는 적정량을 고려해야 합니다. 공부가 부족한 2과목 혹은 3과목을 정해서 확실하게 해야 하는 것처럼, 음식의 선택과 양 역시 소식과 편식이 오히려 건강에 좋습니다."

"학습과 식사는 다른 것 아닙니까?"

"학습은 정신의 식사이고 음식은 육체의 식사인데, 원리가 어떻게 다르겠습니까? 평생 공부의 개념이나 평소의 공부습관처럼 음식도 평생 먹어야 하고 평소 좋은 습관이 있어야 제대로 영양을 흡수하고 건강해질 수 있습니다."

그렇게 말하면 대개 이해를 한다.

실제 음식은 학습과 같이 평소에 생각하며 섭취하고 꾸준히 영양에너지를 축적해야 한다.

벼락치기 공부를 해서 잘하는 학생이 없듯이 음식도 마찬가지이다. 7대 영양소와 식단의 관계를 파악하고 자신의 식단에 맞는 음식으로 소식과 편식을 하는 것이 훨씬 효과적이다.

예를 들면, 한꺼번에 등심을 3인분까지 먹고 소주를 마시며 된장찌개에 밥 한 공기를 덜컥 비우고 냉면 한 그릇을 해치운다고 갑자기 건강해지는 것은 아니다. 오히려 비만이 되며, 각종 대사증후군이 생길 수 있는 무작정 식사법으로 건강에는 도움이 안 되는 식단이다.

편식과 소식을 즐기려면 개념이 확실해야 하고 자신만의 식단을 찾아야만 가능해진다.

식단을 찾는 기본은 자신의 체질과 증상에 대해 생각해야 한다. 대부분은 건강검진 혹은 몸으로 자각되는 신체적 증상으로 자신의 체질이나 약한 부위를 안다.

자신이 양체질 혹은 음체질인지 알고 그에 맞는 영양소를 생각하는 습관이 건강을 증진시킬 수 있는 것이다.

모든 일이 그렇듯이 모르면 어렵고 알고 보면 굉장히 쉽다.

반찬을 골고루 먹으라는 말을 어릴 때부터 수없이 들었던 사람은 알고도 실행하기 쉽지 않을 것이다. 하지만 생각을 바꾸어 골고루 식단보다는 자신에게 적합한 편식과 소식을 해보라. 틀림없이 놀라울 정도로 건강해질 것이다. 무작정 식사법으로 과식과 잡식을 하는 사람보다도 훨씬 영양에너지의 흡수가 높아지며 건강과 성공의 에너지 지수가 높아질 것이다.

세계적인 건강식 전통한식의 구조조정

한식은 세계적으로 인정받는 웰빙식품이다.

발효식품으로 간장, 된장, 청국장, 고추장 등 전통적인 방식으로 묵혀 만든 각종 양념은 보약이다. 더군다나 발효식품의 대명사인 김치까지 한식은 다른 어떤 문화권의 음식보다 차별화된 맛과 영양, 멋이 있다. 서구의 패스트푸드 음식이 속도와 편의성으로 발달했다면, 한식은 정성과 에너지의 고가치창출이 확실히 있다. 한식은 슬로우우푸드로서 시간과 비용이 많이 들지만, 그만큼의 값어치가 있다.

특히 사계절이 뚜렷하여 제철 식재료의 사용은 풍미가 있다. 봄의 냉이, 쑥, 취나물, 방풍나물, 죽순은 얼마나 상큼한가. 풍부한 해산물로 도다리, 바지락, 홍합 등과 산과 들판의 다양한 식재료 등을 데치고 찌고 굽는 다채로운 조리법도 독특한 맛을 낸다.

자연 그대로의 맛으로 가족대대로 전해져 내려오는 레시피와 손맛, 깊고 진한 맛은 한식만의 고유한 특성이다. 예를 들면, 최근 국내외 항공사의 기내식으로 한식의 대표 메뉴인 비빔밥을 제공하는데, 채소가 듬뿍 들어간 산채비빔밥은 세계인의 찬사를 받고 있다. 한식이 왜 건강식인지는 패스트푸드와 비교를 하면 대번에 확인할 수 있다.

패스트푸드의 폐해는 미국의 다큐멘터리 영화감독 모건 스펄록의 '슈퍼 사이즈 미'라는 영화를 보면 섬뜩하게 느낄 수 있다. 그는 비만의 주범으로 혐의가 짙은 패스트푸드의 폐단을 몸소 체험하면서 고발한다. 그 흥미로운 인체실험을 시작한 감독은 몸무게가 1주일 만에 무려 5kg가 늘고 무기력과 우울증까지 느낀다. 그는 독특한 아이디어와 가학적인 방법으로 자신의 신체가 어떻게 망가져 가는지를 그대로 보여준다.

나는 그 영화를 두 번이나 주의 깊게 보았다. 그는 패스트푸드의 폐해를 고발하는데 그치지 않고 비만의 문제를 단지 개인의 문제가 아닌 식문화를 중심으로 하는 사회적 시스템의 조건 속에서 진단하고 고발했다. 그 영화의 영향은 우리나라에도 영향을 미쳐 환경운동가인 윤광용씨(당시 31세)가 한국판 '슈퍼 사이즈 미'를 4주간 연출했다.(KBS '생로병사의 비밀' 2004년 11월 30일 방영) 실험 결과는 참담했다. 실험전과 실험 후 윤광용씨의 건강 수치 변화는 체중 3.4kg 증가, 체지방량 4.8kg 증가, 지방조절요구치 -6.4kg, 간수치(GPT)가 53이나 증가했다. 그는 실험도중에 건강 상태가 악화되는 바람에 중간에 중단을 했다.

이 두 가지 실험과 고발은 패스트푸드의 문제점을 극명하게 들추어냈다. 패스트푸드의 문제점은 햄버거와 프렌치프라이와 같은 패스트푸드에는 담배 또는 마약과 같은 중독성이 있다는 사실이다. 미국 위스콘신대 매튜 윌 연구팀은 8주간 실험쥐에게 고지방과 당분을 먹인 후 중단했을 때 금단현상이 나타나는 것을 보고했다. 국내 패스트푸드 중독 사례자들도 마찬가지였다. 패스트푸드의 특징을 살펴보면 다음과 같다.

패스트푸드의 함유 성분들이 인체에 미치는 문제점

> 1. 고칼로리 저 영양식으로 필수영양소인 무기질과 비타민부족의 영양불균형을 초래한다.
>   지방과 정제당, 정제염, 화학조미료 등의 첨가물로 비만, 성인병의 주요원인이 된다.
> 2. 최근에는 사용이 줄었지만 트랜스 지방 함유가 높다.
>   수소 처리한 식물성 지방은 나쁜 콜레스테롤인 LDL을 높이며 심장질환이나 뇌졸중의 주요한 원인이 된다.
> 3. 패스트푸드의 얼음 콜라의 과다섭취는 미네랄 불균형을 초래하고 체온을 냉각시킨다.
>   콜라는 당분중독을 촉진시키고 칼슘, 마그네슘의 부족을 일으켜 심각한 정서장애를 유발하고 폭력적 성격을 만든다.
> 4. 고지방식으로 포화지방의 섭취량을 늘려 비만의 주요한 원인이 된다.

고지방식의 포화지방은 두뇌 활동을 저하시키고 과체중을 일으켜 여러 가지 복합적인 영양의 불균형을 초래한다.

한식은 패스트푸드의 반대 개념으로 슬로우푸드이다.

전통적 방식으로 만들어지는 간장, 된장, 청국장, 고추장, 김치 등은 시간과 정성이 많이 들어가는 한식으로 정통적인 슬로우우푸드이다. 한식이 건강식이 될 수밖에 없는 이유는 서양음식에 비하여 채소류나 해산물이 많고, 장류나 김치 등의 발효음식의 저 칼로리의 기능성 음식이기 때문이다. 한식의 건강식은 이미 세계적으로도 인정받고 있다. 가장 이상적인 겨울 식품으로 소개된 '순두부' (미국 뉴욕 타임지)와 세계 5대 건강식품의 하나로 '김치' (미국 건강전문잡지 '헬스')가 선정되었다. 또한 세계 10대 음식으로 '오이소박이'(미국 LA 타임스)가 선정되었다. 따라서 한식은 모든 식재료가 골고루 사용되는 균형 잡힌 영양식이다. 콩과 채소, 해조류로 만든 음식이 많은 건강식이다. 또한 전통적 방식으로 만들어지는 발효식품인 김치와 장류는 우리 인체에 대단히 유익한 기능성 음식이다. 한식은 약식동원(藥食同源)의 철학이 배어있는 보양음식으로 약선음식(藥膳飮食, 한방요리)도 발달되어 있다. 또한 한식에는 고추, 마늘, 생강, 산초 등의 향신료를 사용하여 스테미나 효과도 뛰어나다.

따라서 한식은 패스트푸드를 비롯한 다른 문화권의 음식에 비해 훨씬 건강식이며 메뉴를 개발하기 쉽다는 점도 특별하다. 중식의 대중화나 일식이나 양식의 고급화에 비교할 수 없이 좋은 장점이 한식에는 많다. 특히 채식주의자나 건강을 염려하는 사람들에게는 한식이 가장 적합한 식이 요법이다. 하루 평균 1976kcal 의 칼로리 섭취와 적당한 콜레스테롤 및 포화지방산 함유, 다량의 식이 섬유와 채소 섭취 등의 장점을 갖고 있다. 그러나 시간과 비용이 많이 투자되는 한식의 단점 역시 많다. 전통을 고수하며 건강식을 추구하는 것은 좋다. 하지만 어디까지의 건강식을 추구할지를 정해야하고, 벼농사문화권에서 글로벌 지식정보화 시대로의 전환을 위해서는 한식의 구조조정은 필요하다.

한식을 올바르게 개선하여 한식 세계화에도 기여하고 식단의 건강혁명을 일으킬 수 있는 새로운 방향모색을 하는 것이 바람직하다.

한식의 세계화를 위한 구조조정

슬로우푸드로서 고가치의 개념으로 보면 한식은 명백히 건강식이다. 그러나 현대인의 가정에서 전통적인 방식으로 한식의 김치와 장류를 만들어 먹기도 힘들고 현실에 맞게 개선하는 것이 바람직하다. 시간과 비용을 줄이려고 중국산의 비위생적인 김치나 전통방식이 아닌 식품을 구입하는 것은 불안하며 건강을 위협하는 일이다..

그렇기 때문에 바람직한 방향으로 한식을 개선하는 것이 식단의 혁명으로 지극히 당연하다. 한식의 구조조정은 시간과 비용, 그리고 건강식으로서 장점을 취합하는 것이 좋다.

전통한식의 구조조정

1. 밥그릇의 크기를 줄이고 요리1과 반찬 2개로 단순화한다.
한식의 다양하고 풍성한 식단은 영양과잉 시대에는 맞지 않으며 비과학적이다. 양의 식단에서 질의 식단으로 전환해야 할 시점이다. 양적인 식단으로 반찬이나 요리의 가짓수가 지나치게 많아서 비경제적, 비위생적, 작업면에서도 에너지의 낭비가 심하다. 한식을 단순화시키는 식단으로 개선하는 것이 바람직하다.
2. 맵고 짜며 자극성이 강한 향취를 개선해야 한다.
맵고 짠 음식으로 인해 보편적인 식성에 맞추기 어렵다. 양념이 복잡하게 들어간 여러 가지 음식들은 입맛에 맞을 경우는 적응을 한다. 하지만 입맛이 까다로운 사람에게는 여간해서 맞추기 힘들다. 어린이의 경우, 한식보다는 양식이나 퓨전음식을 좋아하는 이유가 그러하다. 맵고 짜며 자극성이 강한 향취 역시 그 맛에 적응한 사람이 아니라면, 건강에 해롭다. 그렇기 때문에 김치와 장류가 맵고 짜지 않으면서도 감칠맛은 그대로 살아날 수 있도록 개선하는 것이 바람직하다.

3. 젓갈류의 짜며 자극적 향취와 비과학성을 개선해야 한다.

 젓갈은 식물성 식품 섭취 위주의 식생활에 단백질과 무기질의 보충효과를 주는 데는 과학성이 있다. 그러나 장기간 저장을 위하여 염도 20%이상으로 버무리고 그 위에 웃소금을 뿌리기 때문에 고염도의 음식으로 만드는 과정의 비과학성이 있다. 자극적 향취도 독특하여 젓갈류를 먹으면 밥을 많이 먹게 되어 탄수화물의 과잉섭취를 하게 한다. 또한 짠 음식을 먹게 되므로 염분의 과다섭취를 초래해 생활습관병에 걸리기 쉽다. 따라서 젓갈류의 맛과 향을 개선하여 어린이나 외국인이 즐겨먹을 수 있을 정도의 과학적인 발효식품으로 개선하는 것이 바람직하다.

4. 한식의 표준식단과 표준조리법의 통일과 단순화로 시간과 비용을 절감해야 한다.

 한식의 레시피는 '손맛'이라는 개념으로 단순화하기 어렵다. 시간과 비용을 많이 들이고도 실패하는 식단이나 조리가 많을 수 있다. 일반적인 한식은 탄수화물 중심의 고염식으로 현대인의 건강식에는 적합하지 않다. 영양을 균형 있게 배분하여 표준식단과 표준조리법도 단순화하는 것이 바람직하다. 표준식단이나 표준조리법이 발달하지 않으면 매일 같은 음식을 하여도 똑같은 무게나 영양, 맛을 재현하기 힘들다. 한식용으로 표준화된 개량컵, 개량스푼을 이용하여 조리를 하는 것이 바람직하다. 그렇게 되면 시간과 비용을 획기적으로 줄일 수 있을 것이다.

5. 한식을 중심으로 하는 퓨전음식으로 지식정보화시대에 맞는 건강식을 개발해야 한다.

 퓨전음식은 동양식의 음식이 건강식인 것에 중점을 두고 개발되고 발달이 되고 있다. 건강식에 관심이 커지면서 성인병의 원인이 되는 기름진 음식에 민감한 반응을 보이면서 개발이 되고 있다. 양식에 비해 상대적으로 곡류와 채소를 많이 사용하여 담백한 동양음식에 초점을 맞춘 조리법이다. 동서양의 조리기법 중에서 장점만 뽑아 새로운 맛을 창출하는데 있어 한식을 중심으로 퓨전음식을 개발하는 것이 바람직하다. 그렇게 되면 한식에 부족한 동물성 식품과 미네랄 섭취에 도움이 되는 건강식이 될 것이다.

이상으로 한식은 세계적인 웰빙식품으로 건강식이지만 개선점을 가지고 있다.

따라서 한식 세계화의 시대에 진정한 건강식으로 구조조정을 하고 정리해고도 과감히 하는 것이 바람직하다. 지금은 벼농사문화권의 들판에서 햇볕을 받으며 고된 노동을 하는 시대가 아니다. 지식정보화 시대에 맞는 적합한 식단으로 구조조정을 하는 것이 진정한 건강식이고 에너지강화로 글로벌 비즈니스의 치열한 경쟁에서 승리하는 길이 될 것이다.

TIP

한국인의 입맛과 영양에너지의 관계

한국인의 입맛은 보신의 개념으로 약선을 중요시한다.

"밥이 보약이다."는 말을 즐겨 사용하며 죽음을 "밥숟가락 놓는다."로 표현하기도 한다.

그런데 전통한식을 살펴보면, 한국인의 입맛과 영양에너지의 관계는 현대인의 삶과 영양균형에는 맞지 않다. 벼농사 문화권의 집단적 식단의 발달로 매운 맛과 짠 맛, 반찬의 다양성 등이 그러하다. 입맛은 맵고 짠 자극성에 길들여져 있고 밥과 반찬류가 발달하고 국과 찌개로 양을 늘린 식단. 복잡하고 다양한 음식들, 전통적인 방식으로 만들어지는 한식의 김치와 장류들은 보약이지만, 그런 것을 구하기가 쉽지 않다.

전통한식을 기준으로 한국인의 입맛과 영양에너지의 관계를 구체적으로 살펴보면, 몇 가지 특징이 분명히 드러난다.

첫째는 맵고 짠 반찬의 가짓수가 많다. 둘째는 맵고 짜며 수분이 많은 국과 찌개, 탕류가 많다. 셋째는 장기보관이 용이한 맵고 짠 밑반찬이 발달되어 있다. 넷째는 맵고 짠 소금의 발효음식이 많다. 다섯째는 맵고 짠 양념불고기가 발달되어 있다.

한국인의 입맛과 영양에너지의 관계에서 보면 다른 나라의 식단과 차이가 많다. 벼농사 문화권 중에서 유독 특이하게도 맵고 짠 맛이 주류를 이룬다. 가장 특징적인 점은 자극성 양념이 발달되어 있다는 점이다. 한식은 양념을 5가지로 쓰며 식량이 부족한 조건에서 대가족을 전부 먹일 수 있도록 음식을 중화하고 양을 늘린다.

그 방법은 벼농사 문화권의 시대에는 장점이 많다. 하지만 에너지의 관점에서는 맵고 짠 성분과 수분과다는 그렇게 효율성이 높지 않다.

그 주된 이유는 음식을 중화하는 과정에서 특정 성분이 많이 들어가서 자극성이 심해지며 수분과다로 소화와 흡수가 저하될 수 있기 때문이다. 실제 맵고 짜기로 유명한 경상도나 전라도의 음식들은 사람의 손맛에 따라 전혀 다른 성분들로 인체의 생체적 기능을 파괴하기 쉽다. 어릴

TIP

때부터 늘 맵고 짠 음식을 먹은 사람과 싱겁고 단 음식을 먹는 사람의 성격이나 에너지가 같을 수가 없는 것이다.

그런 점에서 한식은 요리하는 사람의 손끝에 따라 약선이 되기도 하지만 병을 키우는 나쁜 음식이 되기도 쉽다. 외국의 음식들은 음식 맛의 큰 차이가 나지 않지만 한국음식은 동일한 음식에서 그만큼 음식의 맛 차이가 많다. 그렇기 때문에 한국인의 입맛은 각기 조금씩 다르고 영양의 흡수도 제각기 다르다. 시간과 비용을 비롯한 정성은 외국의 음식에 비해 몇 배나 들면서 실제 영양에너지의 흡수는 거의 불규칙적이고 문제점이 나타날 수 있다.

따라서 수많은 주부들이 시장바구니를 들고 먹거리를 사들여 많은 밑반찬을 만들어 반찬 가짓수를 늘이며 찌개와 국거리를 만드는 수고로움은 더 이상 필요하지 않다. 그것보다 실질적인 영양에너지 공급이 더 중요하다. 시간과 비용이 들어가면서도 실질적인 효과가 없다면 식탁을 바꾸어야 하는 것이다.

중요한 것은 실질적인 영양에너지이다. 반찬을 한두 가지만 하고 찌개와 반찬이 없이도 에너지 식단으로 건강해질 수 있다면 그 선택을 해야 한다.

자연식으로 한두 가지 반찬에 맛깔스런 요리와 야채만으로 충분히 영양에너지는 보급될 수 있다. 이제 식탁의 건강혁명으로 시간과 비용을 줄이고 획기적인 영양에너지 식단으로 전환해야 할 시기가 된 것이다.

Chapter 02

단순한 식탁이 건강의 비결

단순한 식탁이 건강의 비결

냉장고 식단의 밑반찬을 버려라.

황제내경에 "우리 몸은 음양의 조화를 통해서 형체를 이룬다."는 구절이 있다.

음과 양의 에너지가 결합이 되어야 형체를 이루며 에너지를 생성한다는 의미이다. 실제 음식은 음과 양의 영양성분을 지니고 있어 균형적인 섭취가 필요하다.

그렇다면 음과 양의 에너지 속성은 무엇일까? 가장 보편적인 특성은 음은 성질이 차고 양은 뜨겁다는 것이다. 음식에 있어서 음과 양의 균형을 위해서는 뜨겁지도 않고 차지도 않는 것이 중화된 것이다. 예를 들면, 물을 마셔도 차가운 물(음)과 따뜻한 물(양)을 섞어서 마시는 것이 좋은 것과 같다.

음과 양의 에너지균형이 무너지면 몸은 급격히 면역성이 떨어지고 기혈순환이 저하되며 각종 통증이 유발된다. 그런 점에서 우리 식탁에서 최우선적으로 혁신해야 할 것은 냉장고이다. 냉장고는 가정의 마트이고, 식탁의 동반자로서, 최고로 중요한 역할을 한다. 특히 냉장고 식단의 주메뉴는 밑반찬이다. 단순한 발효음식으로서 밑반찬이 아니라, 냉장고 식단으로서 밑반찬은 건강에 치명적인 악영향을 미친다.

미국이 세계 최고의 암 발생 국가이고 한국이 그 뒤를 잇는 주된 이유가 냉장고 식단이라는 점을 간과해선 안 된다. 왜 미국과 한국은 암의 발병률이 높을까? 그 이유는 냉동 혹은 냉장고 식단 때문이다. 미국은 대형 냉장고에 최저 일주일 치에서 몇 달치의 가공식품을 저장해놓고 전자레인지로 데우거나 빠르게 요리해서 먹는 식문화가 있다. 그렇게 되면 가공식품의 폐해에 냉장식품의 찬 성질로 인해 몸은 냉각화되며 각종 질병에 노출된다.

미국이 세계 최고의 암 발병률을 나타내는 여러 가지 이유 중에서 냉장식품의 식탁은 절대 뺄 수 없는 요인이다. 암은 동양의학의 원리로 보면, 음의 병이며, 찬 기운의 음식이 몸을 냉각시키면 세포변형을 일으킨다. 암의 원리는 첫 번째가 체질불균형과 두 번째로 체온냉각화로 몸이 세포의 음기가 왕성해져서 세포변형이 일어나는 것이다. 그와 같은 원리로 한국의 밑반찬은 편리하지만 위험성이 높다. 세계적으로 가장 다양한 식단을 자랑하는 한국의 밑반찬은 냉장고 식단에 속한다. 냉장고는 원래 식자재를 보관하는 용도이다. 그런데 밑반찬은 냉장고에 플라스틱 용기 혹은 랩에 씌워져 찬 기운을 그대로 식탁에 옮겨놓는다. 그 결과 뜨거운 밥에 가려 찬 밑반찬은 그대로 소화되며 몸을 냉각시키고 에너지의 저하를 유발시킨다. 밑반찬은 벼농사 문화권의 집단 식단제에서 비롯된 신선도가 떨어진 반 자연식인 것이다. 자연식은 자연의 식자재를 싱싱한 그대로 가공하지 않고 조리하여 섭취하는 것을 의미한다. 그런 점에서 멸치볶음이나 깻잎, 콩나물 무침, 김치, 마른 생선 조림 등의 밑반찬이 냉장고에서 몇 주간 보관될 때는 자연식이 될 수 없다.

대개 밑반찬은 최소 1주일에서 최장 6개월까지 보관이 가능하다. 뜨거운 밥과 맵고 짠 찌개 사이에서 차가운 밑반찬은 냉장고에서 식탁으로 들락날락한다. 그 과정에서 밑반찬은 몸을 냉각시키는 보이지 않는 작용을 한다. 그렇게 되면 미국의 냉장가공식품의 폐해에 버금가는 악영향을 받을 수밖에 없다.

건강의 혁신을 위해서 밑반찬에 대해서는 엄밀하게 생각해봐야 마땅하다. 일반적인 가정의 식단을 조사해보면, 대개가 밑반찬이다. 세계적으로 유일하게 우리나라의 식단만이 밑반찬을 통해서 먹거리를 해결하고 있는 것이다.

그렇다면 밑반찬을 어떻게 해야 할까? 우선적으로는 모든 반찬을 실온에서 섭취할 수 있도록 하는 것이 가장 바람직하다. 싱싱한 식자재로 즉석에서 만든 반찬이 최고로 높은 흡수율을 나타내며 몸을 보강시켜 주는 것이다. 밑반찬이라는 말 자체가 반찬의 다양성과 관계가 있는 만큼 반찬수를 줄이는 것이 바람직한 것이다.

구태여 갖은 양념을 다 동원해서 밑반찬을 만들어 먹어야 할 이유는 없다. 음식이 복잡할수록 다양한 영양소가 있다는 것보다는 흡수력 저하를 초래할 수도 있기 때문이다. 음식의 혁신은 단순하면서도 영양소가 균형을 이루는 것이다.

복잡한 식단에서 벗어나는 것이 혁신의 시작이다. 밑반찬을 만들어서 냉장고에 차곡차곡 쌓아두는 식단은 이제 더 이상 하지 말아야 한다.

만약 그래도 밑반찬을 고수하겠다면 식사시간 최소한 30분 전에는 냉장고에서 반찬을 내놓고 실온으로 변화시켜야 한다. 찬 기운이 스며들어 영양소 파괴와 더불어 체온을 떨어뜨리는 식단은 만병의 근원이 될 수 있기 때문이다.

체온유지는 생명체의 기본적 생체조건

봄의 새싹들은 따뜻한 기운을 받고 피어난다.

겨우내 얼어붙은 땅을 헤집고 올라오는 새싹의 따뜻한 기운은 양기이다. 모든 생명체는 따뜻한 기운의 양기가 유지되어야 살아난다. 또한 뜨거운 양기가 일어나야 여름철의 숲은 녹음이 짙어진다. 기본적으로 양기 중심의 생명을 유지하는 것이다.

특히 생명체 중에서 인간은 특히 따뜻한 기운인 양기가 절대적으로 중요하다. 인체의 체온이 36.5℃라는 사실이 그것을 입증한다. 동양의학의 원리에서도 냉증은 음기에너지의 치우침으로 양기부족으로 오는 심각한 여러 가지 증세를 수반한다고 되어 있다. 기본적으로 생명체가 차가워지는 것만으로 체질균형이 깨어지는 것이다.

몸이 차가워지면 몸에는 어떤 현상이 생길까?

첫 번째는 몸이 차가워지면 혈액순환의 장애가 일어난다. 인체는 차가워지면 혈관이 수축하여 혈액순환의 장애가 일어난다. 혈액은 사람의 몸에 꼭 필요한 영양소, 산소, 물과 백혈구 등 면역물질을 운반하는데, 이 흐름이 중단되면 몸에 갖가지 나쁜 영향이 나타난다. 특히 그 중에서도 면역 기능의 중심이 되는 백혈구는 추위에 약해서 체온이 떨어지면 기능이 급격히 약화된다. 그래서 혈액순환이 안 되는 곳과 차가워진 부위에 병이 생긴다. 현대의 3대 질병인 암, 심근경색, 뇌졸중은 모두 냉기(冷氣)와 관계가 깊다. 체온이 1℃ 떨어지면 기초대사는 약 12%, 면역력은 약 30% 정도 떨어진다. 36.5℃를 건강했을 때의 체온으로 본다면 35.5℃에서는 배설 장애, 35.0℃에서는 암세포가 활성화된다.

둘째는 몸이 차가워지면 몸이 굳어간다.

몸은 차가우면 기능이 저하되고 굳으며 머리는 뜨거워지면 기능저하가 일어나고 굳는다.

또한 배가 차가워지면 배에 힘이 없고 등이 굽게 된다. 에너지의 통로인 경락이 막혀 순환계의 질환이 발생하기도 한다. 그뿐이 아니다. 찬 기운이 심해지면, 뱃속에 찬 기운이 점점 확대되면 간이 굳어가 간경화가 되고, 심장이 굳어가 심근경색 및 심장마비가 된다. 오장육부五臟六腑가 굳어가 순환이 안 되니 소화·배출 능력이 떨어진다. 고혈압, 시력장애, 골다공증, 신경통, 관절염 등이 모두 찬 기운의 영향 때문이다. 임산부의 경우 뱃속이 차가워지면 태아의 성장과 발육이 멈추어 선천성 왜소증, 기형아, 장애아가 태어나게 된다.

셋째로 몸이 차가워지면 적癥이 쌓이며 그 부위의 기능이 저하된다.

적癥이란 차가워져서 굳어버린 죽은 세포를 의미하며, 차가운 기운이 오랫동안 쌓이면 생기는 증세이다. 적은 몸속의 오장육부를 차갑고 굳게 하여 기능을 저하시키며 죽은 세포를 만들어 세균과 바이러스에 대한 면역을 저하시켜 염炎과 암癌을 만든다. 또 차가운 장부에 지방이 축적되어 비만이 되고, 사타구니로 차가운 기운이 퍼져 습濕과 냉冷을 만들어 습진과 냉대하가 된다. 또한 다리로 차가운 기운이 내려와 중풍과 통풍을 만들어 통증과 마비가 생긴다.

넷째로 몸이 차가워지면 통증과 피로감이 많이 생긴다.

몸이 차가워지면 그 부위에 혈관이 수축되면서 신경이 위축되며 통증이 일어난다. 특히 허리와 하체의 통증은 하냉증이 주원인이 많으며 피로감을 동반한다. 통증이 심한 곳을 따뜻하게 하면 증세가 완화되는 것이 그 원리이다. 사고나 급격한 열을 동반하는 통증은 오히려 얼음 찜질을 하지만 대개 몸이 차가워져서 생긴 통증은 따뜻한 기운으로 풀어주는 것이다.

다섯 번째, 몸이 차가워지면 각종 염증과 전염병, 암을 유발시킨다.

각종 질병을 일으키는 세균, 바이러스, 곰팡이, 기생충 등은 차가워진 세포 즉, 죽은 세포에서 발생한다. 살아있는 따뜻한 세포 즉, 기운이 있는 세포에는 발생할 수가 없다. 세균은 차가워진 뱃속에서 염증을 만든다. 이 때 빨리 뱃속을 따뜻하게 만들면 세균이 살 수 있는 조건이 안 되기 때문에 없어지지만, 계속 차갑게 만들면 세균은 죽은 세포인줄 알고 덤벼들어 분해하는 잠복기를 거쳐 염증이 생기게 한다. 그리고 계속 차갑게 하면 염증이 곪아터져 암이 생기게 된다.

여섯 번째, 몸이 차가워지면 부종浮腫이 생긴다.

몸이 붓는 증세인 부종은 수분이 배출되지 않아서 생긴다. 수분을 빼주지 못한다는 것은 소변기능(신장, 방광, 요도)이 약화되었다는 뜻이다. 그 기능들이 차가워지면 약화되어 자연적으로 몸이 붓게 되는 것이다. 대개 부종은 피곤하면 심해지는데, 피곤하면 신장과 방광의 기능이 저하되면서 수분배출이 제대로 이루어지지 않게 된다. 그 외의 부분적인 부종도 마찬가지이다. 얼굴이 붓거나 손이 붓고 배나 다리가 붓는 등의 증세는 특정한 부위의 순환장애로 발생하는 것이다.

그 밖에도 몸이 차가워지는 것으로 인한 증세는 많다.

그렇기 때문에 몸을 따뜻하게 하는 것은 건강의 기본이라 하지 않을 수 없다. 나는 독신생활을 하며 사는 직장인 P씨의 일상에서 그의 몸이 차가워지는 이유를 찾아보았다.

> 1. 아침에 일어나자마자 냉장고의 차가운 물을 마신다.
> 2. 아침에 차가운 우유와 냉장고에서 막 꺼낸 과일과 샐러드 혹은 밑반찬을 꺼내서 먹는다.
> 3. 출근을 하기 전에 약간의 운동을 하고 찬 물로 샤워를 한다.
> 4. 출근을 할 때는 차에 타기 무섭게 에어컨을 켠다.
> 5. 점심시간에 다이어트 목적으로 냉면을 먹는다.
> 6. 오후에 아이스크림을 간식으로 먹고 냉장고에 보관되어 있는 찬 음료수를 마신다.
> 7. 저녁에 냉장고에서 밑반찬을 꺼내어 식사를 하고 찬 물을 벌컥벌컥 마신다.

그의 몸이 어떻게 되었을까? 냉장고 식단에 의존한 그는 만성피로감과 무기력증을 호소했다. 음식도 잘 챙겨먹고 운동도 하는데, 어떻게 된 일이냐고 내게 물었다.

나는 냉장고 식단의 폐해와 차가워지면 생기는 증세를 설명해주었다. 그 후에 그는 냉장고 식단을 버리고 아침을 따뜻한 물 한잔으로 시작하고 식사 전후에도 반드시 따뜻한 물을 마셨다. 그리고 냉장고 식단을 버리고 자연식 식단으로 전환하고 건강한 몸이 되었다. 간단한 원리이지만 자연법칙에 맞는 식단이 건강의 원천인 것이다.

반찬 2가지와 요리 1가지면 충분하다.

세계적으로 반찬가짓수가 가장 많은 식단을 지니는 국가가 대한민국이다.

전라도 음식이 반찬가짓수가 많고 전주의 한정식은 기본적으로 반찬이 10가지 이상이라는 말이 있다. 산해진미가 고르게 다 들어 있다.

산나물과 들나물, 해초류와 해산물 그리고 육식까지 중화요리의 코스가 한꺼번에 준비되어 있다. 세계 최고의 장수국인 일본과 비교를 해보면 어떠할까? 일본은 우리나라보다 평균 수명이 3년이나 더 길다. 평균 수명이 3년이라고 하면, 대단한 격차가 있다. 그런데, 일본의 식단에서 반찬이 많을까? 절대 아니다. 일본뿐만 아니라, 세계 3대 장수촌의 반찬도 마찬가지로 조촐하다. 반찬 가짓수가 적을수록 오히려 장수국가이며 더 건강한 것은 아이러니가 아닐 수 없다. 우리나라만의 비교를 해도 마찬가지이다. 반찬가짓수가 많은 전라도 음식을 먹은 사람이 반찬가짓수가 적은 강원도 음식을 먹은 사람보다 오래 살까? 그것도 절대 아니다. 그렇다면 효율성이나 건강의 관점에서 반찬을 많이 먹는 것은 오히려 바람직하지 못한 것이다.

세계의 요리를 비교해보아도 마찬가지이다. 우리나라만 유독 반찬 가짓수가 많고 복잡하며 양념이 맵고 짜며 자극적이다. 한 때, 일본인들은 우리나라 사람들의 몸에서 마늘냄새가 난다고 몹시 싫어했다고 한다. 그렇지만 몸에 좋은 마늘을 거의 모든 반찬에 넣어서 먹는 우리나라 사람들이 일본인들보다 건강하다는 통계가 있는가. 오히려 정반대이다. 일본의 백김치는 마늘이 없고 맵거나 짠 성분이 없다. 그들의 반찬은 대개 단무지와 생강절임, 혹은 파뿌리이다. 그 외에 무슨 복잡한 반찬이 있는가.

우리나라의 대표적인 암 예방 식품으로 알려진 마늘은 대장암, 직장암 위험 감소와 미약한 관련성만 있을 뿐이고, 위암과 유방암 감소는 확인되지 않고 있다. 또한 폐암, 두경부암, 전립선암과는 관련성이 없는 것으로 밝혀져 있다.

우리나라의 반찬이 유독 다양한 것은 벼농사 문화권의 집단 식단제와 관계가 있다. 밥의 양은 부족하고 식구는 많기 때문에 반찬으로 양을 늘린 것이다. 산과 들, 바다의 온갖 식자재가 반찬이 되어 풍성해진 것이다. 그렇게 되면, 시간과 비용은 높아질 수밖에 없다.

반찬의 혁신은 반찬가짓수를 줄이는 것에서 시작해야 옳을 것이다. 시간과 비용을 줄이면서도 충분한 영양공급을 할 수 있다면, 왜 반찬의 가지 수에 신경을 쓰겠는가.

나는 과체중인 사람에게는 반찬을 많이 먹는지를 물어본다.

"반찬을 많이 먹는 편입니다. 저는 모든 반찬을 고르게 맛을 봅니다."

"반찬을 많이 먹으면 자연히 밥도 많이 먹게 되고 반찬의 맵고 짠 성분 때문에 찬물을 많이 들이키게 됩니다. 그것이 과체중의 주원인입니다."

그러면 대개는 놀라는 표정을 짓는다. 그러나 반찬을 줄이면 밥과 물이 줄어들어 자연 다이어트가 된다. 매운 맛은 찬 것을 당기고 짠 맛은 물을 당겨 찬물을 마시게 되기 때문에 몸은 냉각이 되고 체중은 늘어난다. 다른 다이어트를 할 필요가 없다. 반찬만 줄여도 다이어트의 절반이상은 성공이 된다. 실제 과체중인 사람이 반찬을 2가지로 줄이면 다이어트뿐 아니라, 피로감을 비롯한 여러 가지 증세가 일시에 호전이 된다.

식단의 혁신을 위한 반찬은 2가지면 충분한 것이다.

예를 들면, 중식에는 반찬의 개념이 별로 없고 요리와 밥이 주류이다. 구태여 섬유질 성분의 반찬가짓수를 많이 늘일 이유가 없다. 콩나물무침, 취나물, 콩나물국, 김치, 깻잎, 무말랭이, 총각김치 등 식이섬유의 반찬이 많다는 것이 영양에 도움이 될까. 비슷한 식이섬유를 다른 맛으로 섭취한다고 해서 영양에너지가 높아 질리는 만무하다. 그럼에도 가짓수가 많은 반찬을 고수해야할 필요는 없을 것이다. 반찬을 만드는 시간과 비용을 간단하게 줄이는 것이 혁신이며, 건강에도 실제 도움이 된다. 김치와 멸치볶음으로 반찬을 하고, 생선요리를 하나 해서 밥을 먹는다고 해서 영양결핍이 일어나지는 않는 것이다.

특히 자연식 식단에서 반찬은 즉석에서 만들어진 섬유질과 무기질 정도면 충분하다. 나머지의 탄수화물, 단백질, 필수지방산은 밥 혹은 요리에서 충분히 보충될 수 있다.

문제는 반찬에서 흡수할 수 있는 영양소가 절대적인 것이 아니라는 점이다. 그것보다는 차라리 과일이나 양질의 단백질, 필수지방산의 공급이 훨씬 더 중요할 수 있다.

식단의 혁신에서 중요하게 생각해야 할 조건은 영양소의 균형이다. 그렇기 때문에 식단에서 반찬이 차지하는 비중은 외국의 식단에서와 마찬가지로 한, 두 가지로 줄이는 것이 마땅하다. 대신에 반찬에 들어갈 시간과 비용을 줄이며 싱싱한 생선과 양질의 육류, 과일과 무기질을 늘리는 것이 훨씬 더 중요하다.

우리나라 식단이 반찬을 통해서 입맛을 돋우거나 밥맛을 내게 하는 것은 영양소와는 그리 큰 관계가 없다. 식단은 영양소의 공급원이 되어야 한다. 그것도 단지 풍부한 먹거리보다는 효과적인 영양공급이 더 필요한 개념이 되어야 한다.

따라서 반찬의 가짓수를 늘이려는 것보다는 하나의 반찬이라도 얼마나 풍부한 식이섬유가 함유되어 있는지를 알아보는 것이 필요하다. 밥을 중심으로 식단을 생각하는 것보다는 영양소를 중심으로 하는 것도 중요하다. 식단의 혁신은 영양에너지의 문제인 것이다.

다양한 반찬飯饌보다는 전략적 요리가 건강의 핵심

반찬飯饌은 밥을 의미하는 반飯에 밥에 곁들여 먹는 먹거리 찬饌의 의미이다.

한마디로 밥을 먹기 위해 필요한 보조음식이라는 뜻이다. 그래서 우리나라는 밥을 맛있게 먹거나 양을 늘리기 위해 반찬이 발달되어 있다. 갖가지 나물류와 볶음, 붙임전 등 갖가지 반찬들이 많다. 그중에서 야채류의 밑반찬이 많은데, 과학적으로 보면 문제가 많다.

밑반찬은 오래도록 보관할 수 있는 장점이 있지만 그에 비례해서 영양학적 단점이 많다.

야채류 밑반찬의 문제는 4가지로 나타난다.

첫 번째는 야채류 밑반찬의 신선도가 떨어진다. 신선도와 영양가는 비례한다. 야채는 생명체로서 수확한 이후에도 숨을 쉬며 살아가는데, 흙에서 영양분을 공급받지 못하기 때문에 시간이 경과하면 자연 영양가도 감소한다. 특히 비타민C는 수확 후의 감소율이 매우 높다. 동일한 100그램의 시금치를 먹더라도 신선한 것과 5일 지난 것과는 비타민C 함유량이 30%나 차이가 난다. 그런데 우리나라의 밑반찬은 시장에서 식탁에 오르기까지도 시간이 걸리지만, 식탁에서 냉장고를 오가는 사이에 영양의 감소가 심각해진다.

두 번째는 제철이 지난 야채로 만든 밑반찬의 냉각화이다. 계절에 따라 영양소의 함유량도 차이가 많다. 제철에 난 것이 아니면, 비타민C나 카로틴 함유량이 70% 이상이나 차이가 난다. 또한 계절을 무시하고 하우스에서 재배한 야채는 화학비료 등으로 육성한 것이 대부분이다. 이러한 야채는 발암물질을 발생시키는 니트로소아민이라는 물질을 다량 함유하고 있다는 보고도 있다. 그런데 밑반찬은 제철과일이 아닌 것을 냉장고에 보관시키며 더욱 차게 만들어 영양소의 함유 및 발암물질을 강화하는 강화시킬 수 있다.

세 번째는 밑반찬의 나물류는 대개는 단일품종으로 만들어진다. 야채는 종류가 다양한 것이 결합될수록 시너지 영양효과를 낸다. 우리나라 밑반찬으로 쓰이는 야채는 대개 단일품종의 야채로서 시너지 영양효과를 내지 못한다. 야채에는 각기 다른 종류의 비타민, 미네랄, 식이섬유가 들어 있어 효과도 각각 다르다. 예를 들면, 치커리와 샐러리, 양상추, 적상추가 들어간 샐러드와 시금치무침은 맛과 느낌이 다른 만큼 영양효과에 차이가 많이 난다. 그런데 우리나라의 밑반찬 시금치무침은 단일품종으로 만들어지기 때문에 시너지 영양효과가 떨어진다는 것이다.

네 번째는 밑반찬의 나물류에 함유되는 소금섭취량과 나물볶음의 식용유 사용이다. 밑반찬의 맛을 만들어내기 위해 사용하는 소금이나 간장으로 염분비율이 높아지는 것이 문제이다. 거기에다 식용유로 나물을 볶을 때에는 포화지방의 비율이 자연 높아짐으로써 또 하나의 문제가 따르는 것이다.

마른 밑반찬이나 각종의 김치류 밑반찬도 각기 다른 문제점이 많다. 그러면서 많은 시간과 비용을 들이고 영양학적으로 문제가 있다면, 많은 반찬수가 무슨 의미가 있겠는가.

많은 종류의 반찬보다는 차라리 한 가지 자연식 요리가 훨씬 영양학적으로 가치가 있다.

시간에 쫓기는 바쁜 주부들의 입장에선 반찬가게에서 산 밑반찬만으로 식사를 하는 것이 간편하다고 생각할지 모른다. 하지만 간단하게 야채샐러드와 생선류 하나만으로 훌륭한 식사가 될 수 있다.

분당의 주부 K씨는 비만과 부종, 혈액순환 장애, 만성피로감 등에 시달리며 찾아왔다.

몸이 찬 음체질인 그녀는 약알칼리체질로서, 보기에도 얼굴에 피로감이 묻어 있었다.

"고기나 군것질도 않고 밥만 먹는데도 왜 이렇게 살이 찌고 몸이 피로한지 모르겠어요."

나는 그녀에게 식단이 어떠한지를 물어보았다.

"거의 먹는 것이 없어요. 밥만 조금 먹어요. 반찬은 시간이 없어서 직접 만들지는 못하고 마트에서 밑반찬을 구입해서 먹어요."

그녀가 말하는 밑반찬의 종류는 대개 야채류였는데, 몸이 왜 그렇게 되는지를 단적으로 설명해주고 있었다. 음식은 몸을 만든다. 몸이 찬 음체질인 그녀가 밑반찬을 냉장고에 넣어두고 먹으며 몸을 냉각화시키고 소금성분의 함유량을 높이는데, 몸이 좋을 수가 없다.

"식단에 문제가 있습니다. 밑반찬을 없애고 반찬을 한두 가지로 줄이고 신선한 요리를 직접 만들어서 드십시오. 그러면 몸은 빠르게 회복이 되고 좋아질 겁니다."

"밑반찬을 버리면 무엇을 먹습니까? 저는 시간이 없어 반찬을 만들 시간이 없어요. 신선한 요리를 만들려면 시간이나 비용도 많이 들지만, 요리에는 자신이 없어요."

나는 신선한 요리를 만드는 것은 요리솜씨와 관계가 없음을 설명하고 체질에 맞는 식단을 짜 주었다. 그녀는 반신반의했지만 꼭 실행하겠다고 했다.

그녀는 반찬 1가지에 샐러드 요리 하나와 생선구이 혹은 육류만으로 간편하게 식단을 짠 이후로 놀라울 정도로 빠른 회복력을 보였다. 몸이 찬 음체질의 약알칼리가 빠르게 중화되면서 3주가 안되어 체질개선이 이루어졌다. 그녀는 처음 며칠은 힘이 없는 듯이 느껴졌지만 그

후에 체중이 감소하면서 컨디션이 정상으로 돌아왔다고 말했다.

상식적으로는 밥과 밑반찬만 먹으면 살이 안 찔 것이라 생각하지만, 몸은 그 정반대이다.

몸은 차게 되면 지방질로 보온을 하려고 체지방을 높인다. 특히 여성은 소금성분이 높아지면 수분 저장율이 높아지며 부종 및 혈액순환 장애, 피로감이 일어나고 살이 찐다.

말 그대로 『살이 찐다』는 살(단백질, 지방, 섬유질)속에 수분이 많이 함유되는 "찌는" 상태가 되는 것이다. 따라서 요리를 할 때는 최대한 시간과 비용을 줄이는 식단으로 반찬 2가지와 요리 한가지면 충분하다. 다양한 반찬보다는 반찬 1가지라도 신선한 재료를 살릴 수 있도록 최소한의 양념으로 조리하면 다이어트도 되고 건강해질 수 있는 것이다.

국물과 건더기의 혁신

세계적으로 탕과 국을 가장 즐기는 나라는 대한민국이다.

국물에 밥을 말아 먹는 방식은 80년대까지만 해도 흔한 풍습이었다. 지금도 국이 있어야 밥을 먹을 수 있고, 뜨거운 국물을 좋아하는 사람은 많다. 국물은 과연 좋은 것일까?

기본적으로 국은 보릿고개를 넘으며 굶주림에 시달려야 했던 우리 민족만의 음식이다. 물이 맑고 사철의 채소와 나물이 풍부한 천혜의 조건이 맞아서 국물이 탄생한 것이다. 근대화 이전의 우리나라보다 더 힘든 먹거리 부족으로 고통 받는 민족도 국을 먹지 않는 이유는 무엇일까? 물이 부족한 아프리카에서 국을 끓여먹는다는 것은 원천적으로 불가능한 일이다. 마실 물도 부족한 상태에서 어떻게 국물을 먹을 수 있겠는가.

그렇다면, 국은 건강의 측면에서 어떨까? 단적으로 보면 국은 건더기가 좋은 음식이다. 채소의 건더기는 한꺼번에 많은 양을 먹을 수 있어 좋고 육류의 건더기는 수육효과가 있어 좋다. 국물의 핵심은 건더기이다. 그러나 국물은 영양학 상으로 보면 좋지 않다. 많은 양의 국물은 위산을 희석시키거나 소화액을 약화시켜 흡수를 방해할 수 있다. 국물을 많이 먹는 사람이 소화력이 떨어지는 이유가 그러하다.

우리나라 사람들이 한때 유독 위장병이 많았던 원인 중에 하나가 국물이다. 특히 아침에 잠이 들 깬 상태에서 입맛이 없다고 국물에 말아서 후루룩 마시듯 먹는 것은 위장에는 치명적이다. 국물과 함께 충분히 씹지 않고 마시듯 삼킨 밥이 소화가 잘 될 리 만무한 것이다. 또한 밥이 충분히 씹는 동안 타액과 섞여야하는 과정이 없고 위장의 위산과 췌장의 소화액을 희석시켜 소화흡수력을 저하시킨다. 그럼에도 불구하고 국물에 밥을 말아먹는 사람들은 식생활습관이 들어서 좀처럼 변화가 어렵다.

국물과 소화흡수의 문제도 그렇다하더라도 그보다 더 중요한 것은 국물의 성분이다. 기본적으로 국물은 소금의 함유가 높고, 고깃국의 경우 많은 양념과 포화지방이 녹아있다. 그런데 우리나라 사람들은 대개 국물을 맛있게 먹고 건더기를 남긴다. 그것은 영양가 있는 것은 버리고 영양가 없는 것을 섭취하는 것과 같다. 육식을 즐겨하는 유목민들이 육수를 버리는 것과 대조적이다. 몽골을 비롯한 중동의 유목민을 비롯해서 세계적으로 육류를 우려낸 국물을 남김없이 마시는 민족은 거의 없다.

설렁탕, 갈비탕, 감자탕, 내장탕, 알탕 등을 보면, 거의가 단백질과 지방, 그리고 소금으로 범벅이 되어 있다. 반찬으로는 김치와 깍두기이다. 그렇게 되면, 국물은 엄청난 지방과 소금으로 체내에서 해악을 끼칠 수밖에 없다. 동맥경화나 심장병, 뇌출혈의 주요원인인 과다지방과 콜레스테롤, 그리고 소금이 흡수될 수밖에 없다.

고깃국을 끓일 때도 마찬가지이다. 고기는 수육이 되어 수분에 상당부분 포화지방을 발산한다. 그럴 경우 고기와 야채만을 골라 먹을 때는 상당히 좋다. 숟가락을 사용하지 않고 젓가락만으로 건더기만을 섭취하는 것이 바람직하다. 그런데 보통의 고깃국은 정반대이다. 국물을 중심으로 하고 건더기는 대부분 채소류가 많고 고기가 적기 때문에 중요하게 여기지 않는다. 그렇게 되면 젓가락을 사용할 필요가 없게 되어 숟가락을 사용한다. 결국 국물 중심의 음식이 되어 배는 부르지만 영양의 소화흡수는 저하되는 기현상이 나타날 수밖에 없게 되는 것이다.

왜 이런 음식문화가 시작되었을까? 그 이유도 벼농사 문화권의 과도한 노동력에 비해 식량부족의 문제 때문이다. 집약적인 노동력의 벼농사는 많은 사람들의 손길이 있어야 하고 그러자면 자연 대가족 중심의 가족제도가 필요하다.

그런데 토지와 생산량은 절대적으로 부족하기 때문에 적은 식량으로 배불리 먹어야하는 문제가 생긴다. 식량부족의 문제를 가장 효율적으로 해결하는 것이 국물이라는 음식이다. 고깃조각을 조금만 넣고 시래기를 넣고 소금을 비롯한 양념을 듬뿍 넣어 끓이면 훌륭한 포만감을 주는 음식이 되기 때문이다.

그래서 경상도 음식의 국 종류에는 돼지고기와 닭고기 국도 있으며, 거의 모든 식자재를 국을 만드는데 사용하였다. 육류가 부족한 상태에서 대가족이 먹는데, 그보다 더 좋은 방법이 없다. 더군다나 냉장

시설이 없는 상태에서 국은 육류를 오랫동안 먹을 수 있는 방법이기도 했다. 국거리는 식량부족의 시대에는 최선의 음식이었음은 분명한 사실이다.

그러나 지금 시대에는 혁신이 필요한 음식류이다.

특히 체질적으로 수분과 염분을 제한하여야 할 때는 더욱 그러하다. 체질적으로 수분과 염분을 필요로 하는 체질도 있지만 국물문화는 이제 혁신되어야 마땅하다. 국물에 대해서 한 가지 변화는 이미 많은 사람들이 즐겨 먹지 않는다는 점이다. 취향에 따라 차이는 있겠지만 대부분은 식사를 할 때 국물이 나와도 건더기만 조금 먹을 뿐, 대개는 국물을 남김없이 마시는 일은 없다. 그럴 수밖에 없는 이유는 국물로 포만감을 느끼는 것보다는 다른 맛있는 음식이 많기 때문이기도 하다.

따라서 국에 대한 혁신은 다이어트와 건강, 그리고 에너지강화를 위해서는 반드시 필요하다. 대가족이라면 상관없겠지만 핵가족 시대에 시간과 비용이 많이 드는 국거리를 구태여 만들어 먹을 필요는 없다. 국거리를 만들더라도 제사 때 탕을 만드는 것처럼 국물중심이 아니라 건더기중심으로 전환되어야 할 것이다.

국물보다는 건더기가 영양에너지

짠 음식을 많이 섭취하는 식생활은 심장병, 뇌졸중을 비롯해서 특히 암 발병 위험은 5~6배 높인다. 짠 맛 일변도의 전통한식을 먹으며 국물까지 남김없이 마시면 염분의 비율은 어떻게 될까? 국에는 갖가지 양념과 염분이 많이 들어간다. 그렇게 되면 국물은 염분성분이 많아질 뿐만 아니라, 위장의 소화액을 희석시켜 소화와 흡수기능을 저하시킨다.

소금 자체는 발암물질이 아니지만 국과 찌개, 밑반찬으로 문제를 일으킨다. 그렇게 되면 고농도의 염분은 세포에 손상을 주고 주위에 있는 발암물질의 침투를 쉽게 해주는 발암보조물질co-carcinogen 역할을 한다. 된장찌개, 김치찌개 등을 많이 섭취하는 것이 위암 발병 위험을 높인다는 연구 보고가 있다. 심층 분석을 통해 된장이나 김치에 문제가 있는 것이 아니라, 짠맛이 주범으로 밝혀진 바 있다.

소금은 아무리 많이 섭취해도 하루 10g를 넘겨선 안 된다. 우리나라 전통한식을 먹으며 국물까지 남김없이 먹게 되면 염분비율은 상당히 높아진다. 거기에다 인스턴트식품이나 가공식품을 간식으로 먹으면 염분 농도는 더욱 높아질 수밖에 없다.

예를 들면, 된장을 평균적으로 많이 먹는 사람은 적게 먹는 사람에 비해 위암 발생률이 1.62배 높다. 염분농도가 올라가면 상대적으로 발암위험이 높아진다. 우리나라의 암 발생 원인으로 식생활 비중이 상대적으로 높은 이유 중에 염분농도를 뺄 수가 없다.

그래서 짠 국물을 중심으로 밥을 말아먹으면 장기적으로는 건강에 몹시 해롭다. M씨는 국이 없으면 밥을 먹지 못한다고 했다. 체증이 있어 국물이 없으면 목이 막히고, 가끔씩 국물에 밥을 말아먹지 않으면 체해서 고생을 한다고 했다 게다가 그는 만성위염에 걸려 소화 장애를 겪고 있었다.

"국물을 조금만 드십시오. 국물을 조금 담고 건더기 중심으로 국을 드셔야 합니다. 그러면 만성위염이나 소화 장애에도 매우 효과적입니다."

그의 식단은 국이 필수였다. 하지만 체질에 해로운 작용을 할 때,

장기적으로 국물에 밥을 말아먹는 식습관은 소화 장애나 만성위염에서 벗어나기는 힘들다. 국의 위험성은 크게 나누어 3가지로 요약된다.

첫 번째는 타액의 분비를 줄임으로서 소화흡수에 장애를 준다. 국물에 밥을 말아먹는 식습관이 생기면 타액의 분위가 줄어든다. 음식물은 타액이 섞이도록 천천히 씹어 삼켜야 하는데도 국물에 말아먹으면 타액의 분비를 줄이게 하여 소화와 흡수를 줄이게 된다.

두 번째는 오래 씹지 않고 국물로 수월하게 밥을 넘김으로써 씹는 횟수를 줄인다. 입안에서 오래 씹는 것은 소화나 흡수에도 도움이 되지만 껌을 씹을 때 위장의 운동을 가속화시키는 것 같은 효과를 줄인다. 그렇게 되면 위장의 연동운동이 저하되는 결과를 초래한다.

세 번째는 국물의 맛은 각종 영양성분이 녹아있지만 그 중에서 수분과 염분섭취가 높아진다. 김치를 비롯한 전통한식의 짠 맛에다 국물까지 소금섭취 비율이 더해지면 과다염분 섭취가 된다. 또한 고깃국물의 경우는 포화지방의 과다섭취가 된다.

나는 M씨에게 국물의 문제점을 설명하고 식습관을 바꿀 것을 권유했다.

"프랑스의 바게트빵이나 중국의 꽃빵, 아랍의 빵은 그들의 주식입니다. 그런데도 그들은 국물을 따로 끓여서 섭취가 용이하게 하지는 않습니다. 우리나라의 국물은 대가족 제도의 산물로서, 단지 식생활습관입니다. 체질개선을 위해서는 반드시 국물을 드시는 것을 줄이고 건더기 중심의 식사를 해야 합니다. 숟가락보다는 젓가락중심의 식사습관을 지니십시오."

만약 그가 건강하다면, 국물 중심의 식사를 한다고 해도 큰 문제가 없을 것이다. 그러나 음체질이며 소화 장애를 겪는다는 것은 문제가 있다는 것을 의미한다. 아무리 좋은 국이라고 해도 체질을 약화시키는 것은 줄이거나 점차적으로는 끊는 것이 약이고 자연치유력의 강화이다. 그는 나의 건강 컨설팅에 따라 국물을 줄이고 건더기 중심으로 식단을 바꿨다. 그리고 식사와 수분흡수를 따로 분리했다. 그 결과는 소화기능의 개선과 만성위염의 자연치유로 나타났다. 그는 감사를 표하며 말했다.

"국물은 거의 먹지 않고 건더기만 먹으니, 포만감도 줄고 다이어트도 되었어요. 무엇보다 컨디션이 좋고 에너지가 넘치는 것을 느껴요. 진작 알았더라면 얼마나 좋았을까요."

그가 조금 더 일찍 국물에 대한 식단을 알았더라면, 인생은 많은 변화를 했을 것이다.

인체의 화학적 작용은 식단에 의해 결정되기 때문에 에너지의 수준은 한 사람의 운명에 지대한 영향을 끼친다. 학생, 수험생, 직장인, 사업가, 정치가에 이르기까지 모든 직업별의 사람은 자신의 에너지만큼 능력과 운을 만든다. 식단이 한 사람의 능력을 결정하는 플러스알파의 역할을 하는 것이다. 단, 국물의 식단은 연령대와 체질을 고려하는 것이 필요하다. 식도와 위장의 기능이 떨어지는 노인의 경우에는 국물 혹은 따뜻한 물이 좋은 식단에 포함 될 수 있다. 그러나 한참 일하고 활동할 젊은 층은 소화흡수력을 최대화시켜야 하기 때문에 가능하면 건더기 중심으로 섭취하는 것이 바람직하다. 체질적으로는 음체질은 국물을 절대적으로 줄여야 하고, 양체질은 국물을 조금 더 섭취하여도 되는 것이다.

실제 국이나 탕, 찌개는 우리나라의 훌륭한 음식에 속한다. 다만 그것을 벼농사 중심의 문화권에서 지식 정보화 시대에 맞는 컨셉으로 변화시킬 때, 빛이 난다. 수분이나 염분의 과잉을 하지 말라는 것이다. 국을 잘 활용하면 건더기는 고깃국일 경우는 수육이 되고 채소국이면 소화하기 쉬운 식이섬유가 된다. 제대로 잘 섭취하면 그것 역시 좋은 약이 될 수 있다. 건더기 중심으로 국이나 탕을 끓이면 좋은 식단이 될 수 있는 것이다.

양념 맛보다는 자연식에 충실하라.

우리나라 한식의 양념은 세계적으로 가장 화려한 오색을 사용한다. 벼농사 문화권 중에서도 단연 많은 노동력을 필요로 하기 때문에 강한 열량을 일으키는 양념을 사용한 것이다. 고추장과 마늘, 콩을 원료로 하는 된장 등은 뜨거운 땡볕에서 하루 종일 노동을 해야 하는 농부에겐 꼭 필요한 양념이다. 유목민은 제외하고서라도 유럽의 농사 혹은 동남아의 이모작 벼농사에 비해 상대적으로 허리를 굴신하는 노동을 하는 우리나라로서는 당연히 열량과 소금은 필수적이다. 허리를 굽히고 일하려면 열량이 많이 소모되고, 뜨거운 땡볕에서 일하려면 소금을 충분히 섭취해야 일사병에 걸리지 않기 때문이다.

그러다보니, 전통적 발효식품들은 고추와 소금이 많이 함유될 수밖에 없고 당연히 맵고 짜다. 오색양념이 고르게 들어간 음식들은 장기보관이 용이하며 맵고 짜서 벼농사를 짓기에는 좋지만, 지식정보화 시대의 식단으로는 적합하지 않다.

세계적으로 우리나라 식단처럼 맵고 짠 음식들이 있는가. 그런 음식물을 많이 섭취한 우리나라가 건강 장수국이라면 긍정적으로 생각할 수도 있다. 현실은 그렇지 않다. 우리나라의 평균수명은 세계적으로 보면, 평균이하이다. 심지어 남자들의 스태미나 수준도 세계 200개국을 대상으로 보면, 100위권 밖이다.

세계 무역규모로는 10위권을 넘나들며, 올림픽에도 10위권 안에 드는 대한민국의 식단치고는 너무 이상하지 않은가.

영양학적으로 보면 오색양념이 좋을 것처럼 느껴지지만, 지나친 고추와 소금의 섭취는 각종 혈관병을 유발한다. 체질적으로 보면 오색양념은 레시피가 없는 상태로 주방장(가정주부)의 입맛에 좌우되기 때문에 매우 위험할 수 있다. 맵고 짠 것을 좋아하는 주방장(가정주부)이 음식을 만들면, 가족들은 입맛에 길들여진다. 그렇게 되면 심한 경우는 맵고 짜지 않으면 음식을 먹은 것 같지 않다고들 느낀다.

물론 그렇게 먹고도 장수 국가이며 건강하다면 상관없다. 문제는 미국에 이어 세계 2위를 치달리는 위암, 대장암, 유방암의 발생빈도가 무엇을 의미할까? 분명히 식탁에 문제가 있음을 반증하고 있지 않은가.

나는 체질과 식탁의 관계를 연구하며, 우리나라 양념의 문제가 심각하다는 것을 발견했다.

맵고 짠 음식들, 국이나 탕, 각종 발효식품들이 반 자연식이며, 건강을 해칠 수 있다는 점이다. 맵고 짠 음식들은 비유를 하자면 담배흡연처럼, 오랜 기간 서서히 혈관을 약화시키고 몸을 산성화시켜 피를 탁하게 하기 때문이다.

실제 대표적인 식원병인 동맥경화, 심장병, 당뇨병, 뇌졸중, 지방간 등은 맵고 짠 음식이 장기적으로 흡수되었을 때 현저하게 확률이 높아진다. 만약 이해가 되지 않는다면, 일식의 싱겁고 담백한 맛이나 양식의 맛을 떠올려보라. 일본은 세계적인 장수국으로서, 예로부터 우리나라의 문화와 문물을 받아들였지만, 맵고 짠 음식만은 받아들이지 않았다.

일식을 하면, 자극적인 것은 겨자 맛이 고작이고 나머지는 담백한 것이 많다. 맵고 짠 자극성이 없지만 건강에는 훨씬 좋다.

양념에 관한 한, 우리나라의 양념갈비나 불고기를 뺄 수가 없다. 갖은 양념으로 다져진 불고기의 직화는 몸에 어떠할까? 갈비나 불고기의 육류는 이미 염분함유량이 높은데도 갖은 양념을 다 넣지 않은가.

나는 개인적으로 양념이 들어간 육류는 절대로 섭취하지 않는다. 그렇게 들어간 양념고기들이 위장에서 소화흡수가 잘 될 리가 없다. 모든 것은 단순할수록 좋다. 음식도 마찬가지이다. 나는 음식을 단순화하라는 말에 부정적인 입장을 취하는 사람에게 이런 말을 한다.

"소주와 맥주, 양주, 위스키, 보드카, 고량주 등을 한꺼번에 섞어서 마시면 어떻게 됩니까?"

그야 말할 것도 없이 폭탄 중의 폭탄주가 된다. 음식도 그와 같다. 자극성이 강한 양념을 섞고 거기에다 각종 음식류를 섞어 먹으면, 몸은 폭탄음식을 먹는 것과 같은 것이다.

따라서 양념을 선택할 때는 순하고 부드러우며 맵지 않고 짜지 않게 자연식으로 하는 것이 바람직하다. 샐러드를 비롯한 채소류의 드레싱도 가능하면 자극적이지 않은 양념으로 사용하는 것이 건강에는 더 도움이 된다. 짜고 매운 자극성의 양념에 대한 식탁의 혁신이 건강에 도움이 되며, 에너지강화에 실질적인 도움이 되는 것이다.

매운 것을 피하면 피부는 맑아진다.

벼농사 문화권의 식단은 대체적으로 매운 맛을 즐긴다.

고단한 노동의 피로감을 풀기 위해서는 자극적인 매운 맛이 입맛을 돋우며 과도하게 소모된 열량을 보충해줄 수 있기 때문이다. 특히 우리나라의 양념문화를 보면, 매운 맛을 내는 고추나 마늘, 양파, 파 등을 많이 사용한다. 매운 맛은 지방분해를 촉진시키거나 지방이 축적되는 것을 막아주는 성분들이 들어 있기 때문에 좋기는 하다. 매운 음식이 열을 발산해 몸 속 기운을 따뜻하게 하며 입맛까지 돋우어주면서, 다이어트 효과까지 있어 즐기는 사람이 많다. 하지만 어떤 성분이든 지나치면 반드시 부작용이 있다. 인체는 작은 변화에도 민감하게 반응하기 때문에 쉽게 탈이 날 수가 있다.

특히 체질에 맞지 않은 매운 맛은 분명하게 부작용을 나타낸다.

J씨는 외관상으로 얼굴이 누르며 붉은 기운이 있고 만성위염과 요실금, 만성피로감을 겪고 있었다. 얼핏 보기엔 건강한 듯이 보이지만 자세히 보면 기운이 없고 만성피로에 찌들어 있는 것 같았다. 그녀는 말 못할 고민을 틀어놓듯이 나직이 말했다.

"힘들기도 하지만 부끄러운 증세가 있어 몹시 힘들어요. 음식을 먹으면 속이 아프고 소화도 잘 안 돼요. 요실금도 있고 늘 피로해서 무엇을 제대로 하지를 못하겠어요."

그녀는 병원을 전전하고 약을 오랫동안 먹었는데도 치료의 효과를 못보고 있었다. 나는 그녀의 증상을 듣다가 질문을 했다.

"주로 무엇을 드십니까? 좋아하는 맛과 즐기는 음식을 한번 말씀해 보십시오."

"매운 맛을 좋아해요. 먹고 나면 속이 쓰린데도 입맛이 그래서 자꾸 먹게 됩니다. 평소 입맛이 별로 없어서 매운탕을 좋아하고 김치찌개를 즐겨 먹습니다."

입맛은 식습관이다. 만성위염인데도 매운 음식을 먹는다는 것은 자살행위와 같다. 매운 맛은 짠 맛이 동반되기 쉽기 때문에 특히 주의를 해야 한다.

실제 고추의 캡사이신과 마늘의 알린, 양파의 유화프로필의 성분은 건강에 이롭다. 하지만 지나치게 매운 음식은 여러 문제를 야기할 수 있다. 매운 음식을 먹게 되면 수분섭취가 과도하게 되고 급성 위염이나 설사, 복통 등을 일으킬 수 있고 간기능을 저하시키기도 한다. 또한 방광과 요도를 자극해서 여성은 요실금이나 과민성 방광, 남성은 전립선염 등으로 소변장애를 유발시키거나 약화시킬 우려가 있다. 특히 만성위염이나 위궤양 등의 위벽의 상처가 있는데도 매운 맛을 고수한다면 큰 병을 키우는 것과 다름이 없다.

대체로 건강한 체질을 지닌 사람이 매운 맛을 적절히 즐기는 것은 문제가 없다. 혈액순환을 촉진시키고 위액분비를 촉진하여 소화작용을 도와주며 다이어트에 효과가 있다.

나는 J씨에게 매운 맛에 대해서 자세히 설명해주고 자연치유력 식단을 정해주었다. 그녀는 고개를 갸웃하며 말했다.

"매운 맛을 줄이고 자연치유력 식단을 잘 실행하면 나을 수 있을까요? 지금껏 수없이 병원을 다니고 약을 먹었는데도 낫지 않았는데, 식단을 바꾼다고 나을 것 같진 않아요. 아마 조금 나아지는 것이겠죠?"

식단의 자연 치유력에 대해서는 대부분 그렇게 생각하는 사람들이 많다. 그러나 식단과 자연치유력의 관계는 절대적이다. 약으로 고칠 수 없는 병은 식단이 최고의 비방이며 뛰어난 효과가 있다. 나는 그녀에게 이렇게 말했다.

"자연치유력 식단은 신묘한 효과가 있습니다. 단 그 효과는 드라마틱하게 몇 주일 내 일어날 수도 있지만 증상에 따라 오래 걸릴 수도 있습니다. 분명한 것은 효과가 틀림없이 나타난다는 것입니다."

그녀는 틀림없이 실행하겠다고 약속을 했다. 식단을 지키며 틈틈이 전화로 문의를 하고 최적의 자연치유력을 높여나갔다. 그 결과는 오래 걸리지 않았다. 나중에 그녀가 찾아왔을 때, 가장 눈에 띄는 차이는 얼굴의 붉은 기운이 빠졌다는 점이었다. 얼굴이 밝고 윤기가 났다.

"피부가 변했어요. 다른 증상도 거의 완치되었지만 피부가 되살아난 것이 너무나 신기해요. 어떻게 피부가 이렇게 변했을까요?"

"얼굴의 피부는 위장의 상태와 직결되어 있습니다. 그래서 위장에 문제가 있는데도 매운 음식을 많이 먹는 사람은 매운 맛의 열이 상승해서 얼굴빛이 붉어지거나 열꽃이 피어납니다. 매운 맛을 줄이시고 식단을 잘 지키신 덕분에 피부빛이 달라지신 겁니다."

식단은 인체에 지대한 영향을 미친다. 다만 자연치유력 식단은 서양식 영양학 지식과는 다르다. 기본적으로 자연치유력 식단을 구성하려면, 체질에 맞고 현재 증상에 맞는 식단으로 신토불이의 식자재를 사용해야 한다. TV에서 어떤 과일이나 채소, 음식이 좋다고 해도 그것이 기준이 되어서는 안 된다. 자신의 체질과 증상에 맞는 식단을 정해야 하며, 식자재가 국내산으로 사방 700kg미터(3000리)이내가 바람직하다. 일반적인 식당에서 식자재는 평균 2만 kg미터가 넘는다. 미국, 호주, 칠레, 프랑스, 중국, 베트남, 필리핀, 태국 등의 식자재를 합쳐보면, 2만 kg미터가 넘는 식당도 많다. 일단 체질불균형이 있어 몸의 상태가 좋지 않으면 무조건 외국산 식자재는 자제하는 것이 치유력을 높이는 조건이 된다.

체질증상과 맞고 신토불이의 좋은 식자재가 결합되면 최상의 약효가 나타나는 것이다.

연령별 식단의 변화와 균형

　연령별 식단은 건강관리에 있어 필수적인 것이다.
　인간은 태어나서 어린이와 청년, 장년, 노년으로 살아가면서 그 시기에 맞는 업무와 활동 및 라이프스타일을 지닌다. 그렇다면, 식단 역시 연령별의 라이프스타일에 맞춰야 하는 것이 맞다. 일가족이 한 식탁에 둘러 앉아 있다고 해도, 식단의 선택은 분명히 달라져야 한다.
　그 이유는 연령별 에너지의 수준이 다르고 축적과 발산이 다르기 때문이다. 모든 세대가 동일한 식단에서 비슷한 음식을 먹는 것은 체질적 변화로 볼 때, 전혀 바람직하지 않다.
　외국의 식단에서는 구태여 연령별 식단의 변화가 필요 없다. 식단이 단순화되어 있고 큰 변화가 없기 때문이다. 하지만 우리나라의 전통한식은 사계절의 변화만큼 다양하다. 또한 채식중심에서 육식문화가 도입됨에 따라 변화가 많아서 연령별 식단이 필요할 수밖에 없다.
　세계에서 유일하게 우리나라에서만 체질론이 발달한 이유가 무엇 때문이겠는가.
　근본적으로 한식의 다양한 식단 때문이며, 그와 같은 맥락에서 연령별 식단의 변화와 균형이 중요한 것이다. 그런 점에서 연령별 식단은 체질식단과 마찬가지로 의미가 있다.

연령별 식단과 라이프스타일의 변화

에너지 수렴과 발사시기	10~20대	성장기 식단으로 육식중심의 성장 에너지식단
	30~40대	활동기 식단으로 육식+채식의 활동 에너지식단
에너지 정화와 해독시기	50~60대	안정기 식단으로 채식중심의 안정 에저지식단
	70~80대	장수기 식단으로 채식+육식의 장수 에너지식단

성장기 식단은 자연식으로 육식중심이 바람직하다.

일생에서 가장 체온이 뜨겁고 신체적 변화가 일어나는 시기로서 육식의 요구가 많다. 10대나 20대가 패스트푸드를 좋아하고 삼겹살과 치킨을 좋아하는 이유는 성장에 필요한 에너지가 육식에 많기 때문이다. 그렇다고 채식을 줄이라는 것이 아니다. 육식중심의 채식이 필요하다는 뜻이다. 체질에 따라 정도의 차이는 있지만 성장기에 육식을 좋아하는 경향이 많고 우유 소비량이 가장 많을 때이기도 한 것이다.

활동기 식단은 자연식으로 육식과 채식의 균형이 가장 필요한 시기이다.

일생에서 가장 활동량이 많을 시기로서 에너지를 발산하기 위해서는 채식의 요구가 절대적으로 필요하다. 동물의 세계를 보면, 초식동물은 하루 종일 풀을 뜯거나 일을 하지만 육식동물은 낮잠을 자거나 빈둥거린다. 하루 종일 사냥을 하는 것이 아니라, 배가 고플 때만 사냥하기 때문이기도 하지만, 채식이 부족하면 지구력은 현저히 떨어진다.

그래서 포식동물인 호랑이는 네 번 이상만 사냥에 실패하면 굶어서 죽는다고 하지 않은가. 순간적인 힘은 육식에서 나오지만 지구력은 채식에서 나오기 때문에 적절한 안배가 반드시 필요한 시기이다.

안정기 식단은 자연식으로 채식중심이 바람직하다.

십대에서 40대까지 다양한 몸의 변화를 겪으면서 노화가 일어나는 시기이다. 그 시기엔 체질 자체가 산성화된 경우가 많기 때문에 정화와 해독이 필요하다. 그래서 일단 45세 이후부터는 정화와 해독의 식단으로 접어 들어가야 한다.

각종 암은 퇴행성질환이다. 암세포의 잠복기는 최저 15년에서 최고 30년이다. 최초 암세포의 뿌리는 최소한 20대에 시작된다. 그 후부터는 조금씩 암세포가 성장하기 때문에 대략 20년 전후인 40대 중반쯤이면 완전 정화와 해독요법으로 들어가야 한다. 그렇기 때문에 50대 전후의 암이나 난치병을 극복한 사람들이 채식을 주장한다. 당연한 일이다.

TV에서 가끔씩 완전 채식주의 자연식을 주장하는 사람들을 보면 대개가 50대이다. 그들은 대개가 50대 전후에 암을 비롯한 중병에 걸려서 고통을 경험한 사람들이다. 연령별 식단으로 보면 완전 채식주의로 전환해야 한다. 그런데 그들은 연령을 초월해서 완전 채식으로 전환해야 한다고 주장한다. 문제가 있는 개별 경험적 발상이다. 연령별 식단으로 보면, 당연히 50대 이후는 채식주의로 전환해야 할 시기이다. 만약 이 시기에 채식으로 전환하지 않으면 생활습관병을 비롯한 각종 난치병에 걸리기 쉽다. 몸 자체가 체질적으로 산성화되어 있어 면역성이 떨어져 있고 병에 걸리기 쉬운 조건이 되어 있기 때문이다. 따라서 채식의 알칼리가 약이 되는 것은 너무나 당연한 현상이다.

장수기 식단은 채식과 육식의 자연식 식단이 바람직하다.

노년기는 단백질과 미네랄의 합성이 약화되기 때문에 소량의 육식이 반드시 필요하다. 옛말에 "늙으면 고기를 찾는다."고 했다. 활동에너지를 위해서가 아니라, 장수식으로 영양소의 균형을 잡기 위해서는 반드시 골고루 섭취를 하는 것이 좋은 것이다.

연령별 식단의 개념은 우리나라의 전통한식에서는 반드시 필요하다. 다양한 먹거리와 계절음식, 육식과 채식의 혼재 속에서 자신의 에너지에 따른 식단의 선택이 건강관리에는 필수적인 것이다.

연령별 식단과 식단의 혁신

"남편이 지나치게 술을 좋아하고 육식을 즐깁니다."

부인이 50대 초반의 남편이 최근 들어서 고지혈증이 있고 당뇨수치가 높아간다며 걱정스럽게 말했다. 체질상담을 하면 자주 듣는 말이다. 상식적으로 생각해도 문제지만 연령별 식단으로 보면 그 말 속에는 이미 병이 들어 있다.

"언제부터 술과 육식을 즐겼습니까?"

"어릴 때부터 육식을 좋아했고 술은 10대 후반부터 좋아했다고 해요. 결혼 후에도 늘 술과 육류는 달고 살았어요."

그쯤 되면 체질에 관계없이 식단처방이 나온다. 육식을 좋아하는 태음인체질이나 소양인체질도 예외는 아니다. 몸 자체가 산성화되어 있으니, 약은 채식중심의 자연식이다.

"채식중심의 자연식을 하셔야 합니다. 신선한 야채가 약이고 몸을 정화하고 그간의 독소를 몸 밖으로 배출시키는 해독제입니다."

"저도 채식이 좋다고 준비를 하고 권유하지만 막무가내입니다. 풀은 토끼나 사슴이 먹는 거라고 하며, 맛만 보는 수준이고 잘 먹지를 않아요. 다른 방법이 없을까요?"

대개 몸의 이상이 있으면 병원에서 진단을 하고 약국에서 처방을 받아야 한다고 생각한다.

그러나 병원에서 진단을 받아도 미병(병이 들어오기 직전의 상태)은 나타나지 않고, 병의 진단을 받고 약국에서 약을 구해도 치료는 힘들다. 그 이유는 몸 자체가 산성화되어 있는 상태에서 식단을 바꾸지 않으면 백약이 무효하기 때문이다. 암을 비롯한 각종 난치병에 걸린 50대 전후의 사람들이 기적같이 치유된 경험담을 들어보라. 말기 암에 걸려 산속으로 가서 완치하거나 강원도의 요양원에서 나았다는 분들이 어디 한둘인가. 그들은 산성화된 체질에게 가장 적합한 해독작용을 하는 신선한 공기와 야채를 먹고 자연치유된 것이다.

구태여 자연식으로 병을 고쳤다고 할 것이 아니다. 50대 이후의 식단은 채식이 선택이 아니고 필수가 된다.

나는 그 부인에게 자연식으로 채식을 하는 방법을 알려주었다.

"술과 육류에 중독된 분을 단번에 채식중심의 자연식으로 전환시키는 것은 힘이 듭니다. 우선은 육류가 곁들여진 샐러드에 천천히 입맛을 들이시도록 해야 합니다. 본인의 의지도 중요하지만, 부인의 정성이 필요합니다."

그녀는 그렇게 하겠다고 했다.

나는 그녀에게 자연치유력 식단을 정해서 주었다. 자연치유력 식단은 정해져 있는 식단을 주는 것이 아니다. 남편이 평소에 좋아하는 음식과 싫어하는 음식, 계절별 즐기는 음식 등을 조사한다. 그렇게 되면 적군음식과 아군음식을 알게 되고, 체질에 맞는 입맛과 음식의 중독성을 파악할 수 있다. 그리고 최근 4주간의 식단을 알아보면, 현재의 증상에 대한 기본적인 식성을 알아볼 수 있다.

자연치유력 식단을 체질에 맞춰 무조건 이런 저런 음식을 먹으라고 내주는 식단표는 바람직하지 않다. 체질은 분명히 존재하지만, 인간게놈의 지도와 마찬가지로 60억 인구의 체질이 제각기 다른 것이다. 실제 체질이 같은 사람일지라도 개인별 식성과 현재의 증상은 각기 다르다. 살아온 방향과 식단이 다르기 때문에 현재의 증상이 같을 수가 없다.

그녀는 남편에게 맞는 개별맞춤 식단을 소중히 받아서 철저하게 실행했다.

육류를 좋아하는 남편을 위해 콩으로 만든 식물성 육류인 밀고기를 준비하고 입맛에 맞는 샐러드를 개발했다. 그러자 처음에는 풀이라고 싫어하던 남편이 자연식에 빠르게 적응했다.

그녀의 남편은 6개월 후 다시 병원에 가서 검진을 했는데, 고지혈증이 사라졌고 당뇨수치도 정상으로 돌아왔다고 했다. 또 다른 증상은 집에 와서 화를 내거나 심각하게 고민하는 모습을 보이지 않고 밝고 경쾌해졌다고 내게 고마워했다.

만약 그 부인이 연령별 식단과 자연치유력 식단을 하지 않았다면 어떤 결과가 생겼을까?

굳이 설명하지 않아도 대부분의 사람들이 하는 것처럼 병원을 다니며 약을 부지런히 먹으며 관리를 했을 것이다. 조금 더 적극적인 성격이고 의지가 강한 사람이라면, 식단은 바꾸지 않고 열심히 운동에 매달렸을 것이다. 물론 운동을 열심히 하면 일정부분 효과가 있지만 식단을 바꾸는 것이 운동보다 더 근본적인 자연치유력을 일으킨다는 사실이 중요한 것이다.

연령별 식단은 모든 세대에게 꼭 필요하다. 성장기 식단이나 활동기, 안정기, 장수기가 나름의 식단배합이 따라야 한다. 연령별 식단이 필요 없는 체질은 성장기부터 자연식으로 소식과 편식을 잘 지킨 경우이다. 그렇지 않은 체질은 철저하게 연령별 식단을 찾아야 한다. 체질과 현재의 증상에 따른 식단의 변화를 적극적으로 수용하는 것이 바람직한 것이다.

TIP

냉장고 식단의 올바른 활용법

지금시대의 냉장고는 가정의 마트와 유통식품의 창고이다.

식품보관이 안 되는 시대에 비해 냉장고의 출현은 인간의 수명을 늘이는 효과를 주며 건강에 큰 도움이 되었다. 하지만 자연식의 관점에서 보면 장수의 장애가 되기도 한다.

식탁 옆에 위치한 냉장고는 단순한 식자재 보관뿐 아니라, 음식물을 차게 해서 인체의 냉증을 가속화시키기 때문이다.

여름철 냉장고 식단의 경우는 냉증을 유발할 수밖에 없는 문제점을 가지고 있다. 집안에는 에어컨을 틀어놓고 차안에도 에어컨을 틀어놓으며 공공장소에 가도 에어컨이 켜져 있는 곳이 많다. 거기에다 각종 빙과류와 찬 음식들을 먹고, 집안에 들어오면 냉장고 식단에 앉는다. 냉장고의 찬 물과 찬 과일, 채소, 밑반찬, 가공식품, 장기냉동식품까지 꺼내서 그대로 먹거나 전자레인지나 프라이팬에 놓고 빠르게 조리해서 먹는다.

그렇게 되면 냉장고의 찬 기운이 음식 속에 스며든 채로 인체로 유입되어 냉증을 유발한다.

냉증은 장기적으로는 암을 유발하며, 각종 질병의 원인이 된다. 특히 하냉증으로 민감성 장증후군을 비롯하여 소화기관이 약한 체질에게는 치명적인 위험요인이 된다.

몸은 냉증이 심해지면 소화와 흡수가 불완전해질 뿐만 아니라, 세포의 영양에 문제를 유발할 수 있다. 특히 현대인에게 생기기 쉬운 복부비만은 냉증의 대표적인 증세이다. 복부는 차게 되면 보온재로서 지방이 축적되기 때문이다. 그뿐 아니라, 순환장애를 비롯한 각종 기능장애가 유발되기 쉽다. 인체를 비롯한 모든 생명체는 적정온도가 있고, 그 상태를 유지해야 생명력이 보존된다. 야채나 과일도 예외는 아니다. 보통 사람들은 야채나 과일을 시장바구니에서 그대로 냉장고에 보관하지만, 실제 야채나 과일도 생명력이 있기 때문에 냉장고보다는 실온이 더 적합하다. 냉장고에 보관해야 할 정도가 아니면 베란다의 바구니에 실온 보관하는 것이 영양보존이나 생명력에는 훨씬 좋다. 따라서 냉장고 식단을 위한 올바른 활용법은 반드시 알아두는 것이 도움이 된다.

TIP

냉장고 식단의 활용법

1. 과일과 채소는 곧장 냉장고에 보관할 것이 아니라, 시원한 베란다의 바구니에 넣는다.
2. 냉장고의 과일이나 채소를 먹을 때는 1시간 전에 꺼내놓고 실온상태에서 먹는다.
3. 단기보관은 위 칸에 놓고 장기보관은 아래 칸에 놓은 방식으로 식품을 구분해서 넣는다.
4. 장기 냉동보관 식품은 실온에서 자연스럽게 녹인 다음 요리를 한다.
5. 냉장고 식품은 최소한의 폐기처리 기간을 정하고 정리하라.
6. 실온보관이 가능한 것은 냉장고에 넣지 않는 것을 원칙으로 한다.

냉장고보다는 상온보관이 좋다. 그 이유는 과일과 채소 등의 생명체는 무조건 냉장고에 보관되면 냉기에 노출되어 생명력이 저하되기 때문이다. 냉장보관은 겉으로 보기엔 찬 냉기로 인해 신선도가 유지되는 것처럼 보인다. 하지만 실제는 생명체의 온도를 벗어나서 생명력이 냉장되어버린다. 냉장고 보관을 하는 이유는 시간인데, 상온보관으로도 제철 과일이나 채소는 3일에서 7일까지 가능하다. 과일을 상온보관하면 간혹 덜 익은 것은 잘 숙성이 되어 맛이 좋아진다. 맛이 좋아진다는 것은 생명력이 보전되어 에너지가 더 풍부해졌다는 의미이다. 통풍이 잘되는 베란다 같은 곳에 바구니를 마련해서 생명력이 유지되는 조건을 맞춰가며 보관하는 것이 바람직한 것이다.

Chapter 03

식단에서 건강혁명이 이루어진다

식단에서 건강혁명이 이루어진다

위장은 전쟁터(아군음식과 적군음식)

위장은 외부의 물질들이 유입되어 집결되는 전쟁터이다.

일차적으로 혀의 선별을 거쳐 식도를 넘어간 음식물들이 위장에서는 한바탕 전쟁을 치른다. 몸에 해로운 작용을 하는 성분과 이로운 작용을 하는 성분들이 충돌하며 일으키는 여러 가지 작용들이 전쟁과 유사하다. 어떤 음식이 들어오는가에 따라 인체의 생리적 작용이 달라지기 때문이다. 따라서 위장에서는 아군음식과 적군음식이 명확하게 있으나 입맛으로는 분별이 쉽지 않다. 아군음식이 맛이 없을 수도 있고 적군음식이 맛이 있을 수 있는 것이다.

아군음식과 적군음식의 비교

아군음식은 자연식이며 인체에 유익한 성분이 많이 함유된 식자재이다.

항산화성분을 비롯한 미네랄, 비타민 성분이 풍부하면서도 체질에 맞는 식품이다.

대표적인 아군음식은 채소와 과일, 해초류이다. 담백하고 순수한 먹거리로 자극이 없고 순한 맛이 나타나는 것이 특징이다. 아군음식은 중독성이 없으며 체내의 중독을 정화하고 해독하는 성분이다.

적군음식은 가공식이며 인체에 해로운 성분이 많이 함유된 식자재이다.

중금속오염을 비롯하여 항생제 성분과 독소물질이 함유된 체질에 맞지 않는 식품이다.

대표적인 적군음식은 가공식으로, 패스트푸드, 정크푸드, 햄버거, 소시지, 과도한 당분이나 과도한 염분, 매운 음식 등이다. 적군음식은 5대 중독성분, 당분중독, 염분중독, 지방중독, 항생제중독, 알코올중독 등을 유발한다.

일반적으로 아군음식과 적군음식을 구별할 수는 있다.

그러나 개별적인 아군음식과 적군음식은 쉽게 구별하기가 쉽지 않다. 입맛 혹은 체질에 따라 아군음식이 적군음식이 될 수도 있기 때문이다.

예를 들면, 소금발효식품의 경우 지나치게 짜거나 매운 맛이 중독성을 유발시키면 적군음식이 된다. 지나치게 맵고 짠 음식은 장기적으로 염분중독을 일으키며, 동맥경화와 심장병을 유발하는 주요원인이 된다. 또한 달콤하기만 한 음식들로 당분중독이 되면 당뇨병이나 지방간의 원인이 되며 비만을 일으킨다. 중독을 일으키는 음식들 중에서 식원병을 일으키는 요인이 되는 것은 거의 적군음식으로 분류해야 하는 것이다.

자연식 식단지도를 하다보면, 적군음식만을 섭취하는 사람이 있는데, 그런 경우엔 생활습관병에 걸려 있다. 당뇨병이 대표적인 경우이다. S씨는 당뇨병이 심각한데도 여전히 적군음식에서 손을 떼지 못했다.

"왜 적군음식에서 손을 떼지 못하십니까?"

나는 그에게 아군음식을 먹을 것을 여러 차례 권유했지만, 이미 입맛과 위장이 적군에게 점령당한 상태에서 그의 몸은 패망의 색이 짙었다. 그가 적군음식의 폐해를 절실히 깨달은 시기는 당뇨수치가 500을 넘기면서이다. 그는 치아가 빠지고 발가락이 썩어가는 족부궤양에 걸려서야 비로소 아군음식의 지원을 요청했다. 아군음식은 멀리 있지 않다. 지척에 깔려 있는 자연식 식재료로 만든 싱싱한 채소와 과일, 양질의 육류와 해산물의 미네랄이 아군음식이다. 그가 적군음식을 멀리하고 아군음식을 가까이하자 위장의 전투장은 순식간에 역전이 되었다. 식탁의 건강혁명을 일으키기 무섭게 3개월이 채 가지 않아 그는 거의 정상치의 수준이 되었다.

그는 건강한 몸이 되어 다시 나를 찾아와서 말했다.

"위장은 진짜 전쟁터가 맞나 봅니다. 아군음식을 섭취하고 적군음식을 멀리하니까, 전세가 확실히 바뀌는 것이 느껴집니다. 적군음식을 멀리하기 시작한 이후로 아군음식에 입맛이 붙어서 이젠 채식도 잘하고 과일도 매일 즐겨먹습니다."

그의 얼굴빛은 밝게 빛나고 건강미가 느껴졌다. 그 어떤 약으로도 고칠 수 없는 자연치유력이 일어난 것이다. 몸은 양질의 아군식품을 섭취하면 그렇게 바르게 반응이 나타난다.

꾸준히 운동을 하며 아군음식을 섭취하면 그 효과는 배가된다. 위장의 전쟁터에는 아군의 파워가 강해지면 자연 적군은 물러간다. 아군음식을 가까이 하는 것만으로 이미 적군음식은 물러가게 되며 자연치유가 일어난다.

자신을 평생 지켜줄 아군음식을 찾아라.

좋은 식품은 과연 무엇일까?

TV프로에서 스페셜이나 특집, 정기방송으로 보내는 수많은 식품에 대한 프로그램을 보면 무엇을 먹어야 할지 기준을 잡기가 힘들다. 매실이 좋다고 하면 전국의 매장에 매실 품절이 일어나고 토마토가 좋다고 하면 토마토가 품절이 난다.

과연 좋은 식품은 절대적으로 누구에게나 좋을까? 적군음식과 아군음식의 관점에서 보면, 모두에게 좋은 식품은 없다. 자신에게만 적군식품이 있고 자신에게만 아군식품이 따로 있는 것이다. 극단적인 예로, TV프로에서 매일 1리터의 식용유를 밥에 말아먹고 그것도 모자라서 마가린을 콩나물국에 타서 먹는 사람이 있었다. 일명 느끼남이라고 불리는 그는 왜 그토록 식용유를 좋아할까? 상식적으로 그 정도로 식용유를 먹으면 문제가 일어나야 하는데, 병원의 혈액검사 진단결과 정상인보다 더 건강한 수치가 나타났다고 한다.

상식적으로는 이해가 되지 않는 일이다. 그 뿐이 아니다. 세상에는 자신의 절대 아군식품만을 먹고 잘 사는 사람이 많다. 반면에 좋다는 것만 챙겨먹는 사람이 오히려 건강을 잃고 병원을 순례하는 경우도 흔치 않게 발견한다.

그 모든 이유는 적군식품과 아군식품의 식별에 있다. 좋은 식품의 기준이 절대적이지 않다는 반증이기도 하고, 사람마다 체질이 있다는 증거이기도 하다. 따라서 적군식품과 아군식품의 식별은 최종적으로 체질의 차이이다. 영양학적으로 좋은 식품으로 분류된 것은 상대적으로 가치가 있을 것이다. 그러나 그 기준만으로 아군식품을 선택할 수는 없다.

최근의 TV프로그램에서 L 코미디언의 부인은 이렇게 말했다.

"유명한 건강 프로그램을 TV에서 수박이 몸에 좋다고 해서 그 다음 날 바로 아침에 수박을 주었더니, 먹고 나서 바로 화장실로 달려가서 설사를 해요. 또 호두가 좋다고 해서 카푸드로 싸주었는데, 차안에서 먹고 바로 화장실로 달려갔대요. 그런 일이 너무 많아요. 이젠 좋은 식품을 먹이기가 겁이 나요."

L코미디언은 자신도 좋은 식품이라고 알고 있는데, 왜 그런 반응이 일어나는지 모르겠다고 했다. 아마 그와 비슷한 경험을 한 사람이 많을 것이다. 좋은 식품 즉 아군식품인줄 알고 섭취했더니, 설사를 하거나 오히려 몸에 이상이 있거나 컨디션이 떨어진 적이 있을 것이다.

만약 좋은 식품이 아군식품이라면 그런 일은 절대 일어나지 않는다. 좋은 식품이라는 영양학적 기준이 꼭 자신에게 맞다는 보장은 없다는 것이다.

그렇기 때문에 아군식품과 적군식품은 엄격한 식별을 요구한다. 무조건 어떤 체질에는 어떤 음식이 맞다는 기준 역시 마찬가지이다. 좋다는 특정 식품을 먹고 자신에게 이상이 있거나 컨디션이 저하되었다면 그건 적군식품이 된다. 따라서 절대적인 아군식품을 찾기 위한 노력을 하여야 한다. 평생 먹어도 도움이 되는 아군식품이 우리 몸을 살리는 것이다.

개별맞춤 식품으로 절대적인 아군식품을 찾으려면 체질과 현재의 증세를 기준으로 하는 것이 가장 바람직하다. 타고난 체질만으로도 아군음식을 찾을 수 없고 현재의 증세만으로도 찾기는 힘들다. 이 두 가지를 결합한 자신만의 영양소가 아군음식이다.

예를 들면, 자신이 양체질로서 현재 심한 상기증이 있다면, 가슴과 머리의 열을 식혀줄 아군음식을 선택해야 한다. 양체질로서 적합한 산마, 더덕, 죽순, 우엉, 연씨 등의 아군음식을 먹으며, 체질의 균형과 증세의 완화를 동시에 해소시켜야 할 것이다.

기본적으로 모든 사람은 체질이 있고 그에 따라 정도의 차이는 있지만 증세가 있기 마련이다. 지금까지 체질상담을 하며 체질과 그에 따른 현재증세가 없는 사람을 본 적은 한 번도 없다. 불완전한 인간으로서 완전한 건강은 없다. 건강을 자부하고 최선의 관리를 하는 사람일지라도 자신만 아는 증세가 있다.

과거의 병력 혹은 자신만이 아는 미세한 증세라고 해도 아군음식이 필요하다. 평화를 지키는 것은 아군의 군사력이 강해야 하는 것처럼 식단에서 아군음식이 많아질 때, 건강과 성공의 에너지는 높아진다. 따라서 진정한 아군음식은 그 체질과 증세에 맞는 식단을 찾는 것이며, 적군음식을 미리 알고 식단에서 제외하거나 섭취를 하지 않거나 줄이는 것이 가장 바람직한 것이다.

내 몸을 교란하는 스파이음식을 찾아라.

아군음식과 적군음식의 구별이 애매한 스파이음식이 있다.

아토피를 비롯한 면역저하의 원인 중에 상당수는 스파이음식이 유발시킨다. 예를 들면, 나는 우유가 스파이음식이다. 우유가 다량 함유된 음식이나 우유를 먹으면 이상하게도 몸에서 열꽃이 피어나고 속이 불편해서 화장실을 왔다 갔다 한다.

완전식품이라는 우유가 왜 스파이음식일까? 아마도 절대다수의 사람들은 이해가 가지 않을 것이다. 그러나 엄연한 사실이다. 우유에 대한 체내의 거부반응은 스파이음식의 증거이다. 실제 우유를 먹으면 에너지저하를 느낀다. 간단히 요약하자면, 스파이음식은 보편적 음식의 기준으로는 알 수 없다. 엄청난 유제품이 쏟아지고 있고 절대 다수가 우유를 마셔야 하는 것으로 믿는데도 내게 있어 우유는 명백하게 스파이음식이다. 우유는 완전식품이 맞을까?

암협회의 의학적 보고에 의하면, 우유는 암을 유발하기도 하고 예방하기도 하며 중년 남성은 전립선암 위험이 높아지므로 섭취를 제한해야 하는 것으로 되어 있다.

그에 대한 해답은 자신의 몸을 통해 찾아야 한다. 체질적 반응이 제각기 다르기 때문에 스파이도 제각기 다르기 때문이다. 실제로 스파이음식은 모두가 좋다고 하는데도 혼자만은 맞지 않을 때, 색출이 된다. 내가 스파이음식에 대해서 말하면 많은 사람들이 공감을 한다.

"나는 고구마를 먹으면 소화가 안 되고 체증에 걸려 일주일은 고생합니다."

고구마가 병을 고친다고 주장하는 분이 들으면 펄쩍 뛸 일이다. 하지만 그 사람에게는 고구마가 스파이음식이다. 과학적으로 성분검사를 해서 밝혀질 문제가 아니다. 스파이음식은 절대적인 기준이 없는 개별적인 체질적 차이로 나타나는 것이기 때문이다.

우리나라에만 유독 대표적인 보신제로 쓰이는 녹용과 인삼, 홍삼에 대해서 생각해보아도 알 수 있다. 녹용을 과다섭취해서 뇌출혈이 걸리거나 인삼이나 홍삼을 먹고 심한 상기증으로 고생하는 사람들이 있지 않은가.

홍삼은 체질과 관계없이 모두가 맞다는 마케팅에도 불구하고 인터넷의 홍삼 부작용을 검색해보면, 어떤 사람들은 심각한 부작용을 호소한다. 사포닌 성분이 몸속에서 좋은 작용을 하지 않고 오히려 스파이음식이 되어 나쁜 작용을 하는 수도 있는 것이다.

그렇기 때문에 스파이음식에 대한 것은 개별적으로 체크하고 알아야 한다. 명절음식만 먹으면 힘을 못 쓰고 무기력해지는 사람도 있지 않은가. 그럴 경우, 기름에 구운 전을 먹고도 몸에 트러블이 생기는 것으로 볼 수 있다. 스파이음식은 사람에 따라 그렇게 다르게 나타난다. 그렇다면 어떻게 스파이음식을 찾아낼 것인가를 알아야 할 것이다. 스파이음식을 구별하는 방법은 의외로 간단하다. 음식을 먹을 때마다 최소한 3일간의 메뉴는 무엇을 먹었는지 기억해야 한다. 예를 들면, 어느 날 머리가 아프거나 속탈이 나면 최소 3일간의 메뉴를 분석해보면 쉽게 스파이음식을 찾을 수 있다. 대표적인 스파이음식으로, 어떤 사람은 맥주만 마시면 설사가 나고 속이 불편한 경우가 있다. 그럴 경우 맥주는 스파이음식이 된다.

스파이음식이 위험한 것은 체내의 면역성과 관련이 깊다. 스파이음식은 기본적으로 적군음식을 이롭게 하며 아군음식을 교란시키는 작용을 한다. 그래서 스파이음식으로 인해 몸의 균형이 깨지면 심각한 면역성저하가 일어나기 때문에 조심을 해야 한다.

스파이음식을 찾아내는 법

1. 음식을 섭취한 후의 소화와 기분의 변화를 비교 검토해야 한다.
   어떤 특정음식을 먹은 후의 소화상태나 기분의 변화를 잘 느껴보면, 음식의 질과 스파이음식의 유무를 판단할 수 있다.
2. 특정음식에 몸의 이상 현상이 감지되면 좋은 성분이 있다고 해도 섭취하지 말아야 한다.
   특정음식에 대한 거부감을 분명히 가지고 있는데도 주변의 권유로 억지로 섭취하는 경우엔 몸에 스파이음식을 들여와서 면역성을 저하시키는 작용을 초래한다.
3. 음식의 메뉴에서 가공식품이나 지나치게 맵고 짠 성분은 대개가 스파이음식이다.
   일반적으로 적군음식으로 분류하는 것은 스파이음식과 겹치는 부분이 많다.
4. 절대적으로 좋은 음식이라고 하도 개별적으로 섭취 후에 이상반응은 스파이음식이다.
   보편적 기준을 떠나서 개별적으로 몸에 맞지 않는다고 판단되면 스파이음식으로 분류하는 것이 합리적이다.
5. 스파이음식을 찾아내는 방법으로 악력이 체크가 도움이 된다.
   오링테스트는 혼자서 하기도 힘들며 오류가 많다. 하지만 악력이(손가락 힘의 측정을 위한 도구)는 혼자도 할 수 있으며 어린이 스파이음식 체킹이 가능하다. 나는 애들이 먹기 싫어하는 음식은 악력기로 체크하여 악력이 약하면 그 음식을 먹지 말도록 한다.

이상의 기준으로 스파이음식을 찾아내야 한다.

그리하여 만약 스파이음식으로 규정되면 절대 섭취하지 않는 것이 바람직하다. 스파이음식은 자칫 위장의 전쟁터에서 아군음식을 파괴하고 적군의 성분을 결집하는 부작용을 나타내기 때문인 것이다.

스파이음식을 색출하고 멀리하는 것이 건강의 비결

스파이는 아군에 섞여 있어 식별이 어렵지만 치명적으로 악영향을 미친다.

그 점은 스파이음식도 마찬가지이다. 좋은 음식에도 스파이가 숨어 있을 수 있고 아군음식도 변질이 되면 스파이음식이 된다. 그런데도 우리가 대부분 알면서도 받아들이는 음식들 중에 스파이음식이 많다.

식단에서 주의할 점은 아군음식이라고 믿었는데, 사실은 스파이음식이 있다는 점이다. Y씨가 그런 경우였다. 그녀는 보기 드문 건강마니아였다. 건강에 관한 TV프로, 책, 세미나 등을 찾아보거나 참가하며 좋다면 무엇이든 따랐다. 그런 그녀가 만성체증으로 고생을 하다못해 식단의 상담을 청해왔다.

"왜 이렇게 자주 체하는 걸가요? 스시나 메밀국수, 고등어구이 등 모두가 좋다고 하는 것을 먹는데도 왜 이렇게 속이 더부룩하고 부종이 생기며 컨디션이 최악일까요?"

나는 그녀에게 자세한 식단을 물어보았다.

"일체 육식은 피하고 생선과 해산물, 일식 위주의 음식을 즐겨먹어요. 그런데도 오히려 얼굴에 뭐가 자주 나고 에너지저하를 느끼고 힘이 들어요."

그녀는 전형적인 '따라먹기 식단'을 지니고 있었다. 그런데 문제는 자신은 아군음식이라고 믿은 음식물들이 거의 적군음식이라는 점에 있었다. 특수적군음식으로 상식적으로는 좋은 음식인데, 그녀의 체질에는 특별하게 맞지 않았던 것이다.

"심장이 약하고 몸이 차며 비위가 약해서 찬 성질의 생선류가 맞지 않습니다. 특수적군음식입니다. 상식적으로 좋다고 모두에게 좋은 것은 아닙니다. 고등어구이도 마찬가지입니다. 그것을 먹으면 자주 체하게 됩니다. 앞으로는 소고기 중심의 육식을 하십시오. 육식이 오히려 아군음식입니다."

"맞아요. 저의 할머니, 아버지께서도 고등어구이를 먹으면 체한다고 드시지 않고 소고기를 좋아해요. 그런데 저는 육식은 몸에 해롭다고 피하고 몸에 좋은 것만 가려 억지로 먹었어요. 그러면 대개 체하거나 몸이 나빠졌지만, 그런 생각은 하지 않았어요. 혹시 몸에 이상이 있는가 해서 좋다는 건강식품, 약을 찾아 먹었는데도 낫지가 않았어요. 지금까지 엄청 고생했고 돈도 많이 썼어요."

그녀는 짜증이 나는 듯 한 표정을 지으며 말했다.

"스파이음식은 누구나에게 있습니다. 어떤 음식을 먹었는데, 자주 체하면 스파이음식입니다. 스파이음식은 몸을 괴롭힙니다. 자주 체한다는 것이 스파이음식의 표식이고, 실제 무엇을 먹고 난 뒤에 가슴이 답답하고 얼굴에 열이 나며 머리가 아픈 증세로 나타납니다."

"맞아요. 제가 바로 그랬어요. 이제 어떻게 하면 되죠? 이런 증세 나을 수 있는 건가요?"

나는 그녀에게 식단지도를 해주고 스파이음식을 멀리하라고 했다. 그녀는 그렇게 하겠다고 약속을 하고 채 3주가 되지 않아 몸이 좋다고 전해왔다. 스파이음식은 그렇게 무섭게 몸을 괴롭히고 언젠가는 병으로 몰고 간다. 그래서 아군음식을 제대로 알고 스파이음식만 색출해내도 식단은 절반 이상 성공적이고 건강과 성공은 반쯤 이룬 것과 다름없는 것이다.

모두가 알고 있는 최고의 스파이음식은 발암물질이다.
선택의 여지없이 무조건 피하여야 할 음식으로 반드시 인지해야한다.

대표적인 스파이음식

1. 술

상식으로 알고 있겠지만, 심한 흡연은 하루 2갑 이상으로 간과 폐에 치명적인 해독을 끼친다. 술도 마찬가지이다. 심한 음주로 하루 4병 이상은 사형수의 음료수와 같다. 언제 사형집행이 떨어질지 모르는 독성이 있다. 구강암과 인두암에 걸릴 위험을 6~7배 증가시킨다.

그런데 정작 위험한 것은 술과 담배는 서로 끌어당기는 속성이 있다. 열을 높이는 성질 때문에 술을 마시면 자연 담배를 더 피우게 된다. 그래서 이 두 개의 스파이음식이 합쳐지면 거의 40배 정도의 위험이 증가한다. 알코올과 담배의 결합이 전체 구강암과 인두암 발생 요인의 약 75%를 차지한다. 단, 술은 적당량만 마시면 오히려 약주가 되어 건강에 이롭기 때문에 아군음식이 될 수도 있지만, 변질이 되면 스파이음식이 된다.

2. 식품가열로 인한 발암물질

불에 구운 생선, 숯불구이 육류, 심하게 탄 누룽지, 심하게 볶은 커피 등 가열식품은 발암성이 강한 벤조피렌 등의 여러 가지 발암물질이 생성된다. 아군음식이 자칫 잘못된 조리방법으로 스파이음식이 되는 것이다. 그렇기 때문에 조리를 할 때, 심한 가열은 삼가는 것이 좋다. 아군음식을 순식간에 스파이음식으로 변화시킬 수 있기 때문이다.

3. 식품 첨가물

가공육류에는 식품첨가물이 필수적으로 첨가된다.

대표적인 가공육류인 햄을 예로 들면, 햄에 첨가되는 초산염이나 아초산염은 햄을 신선하고 빛깔이 좋게 하는 식품첨가물이다. 초산은 흡수되면 침과 섞여 아초산으로 변화한다. 아초산은 어육 등에 들어 있는 아민과 반응하면 생체 내에서 N-나이트로사민을 생성하여 발암성을 띠게 된다. 동물실험에 의하면 식도, 신장, 폐, 뇌, 방광 등 여러 곳에 다발성 암을 일으키는 것으로 알려졌다. 따라서 식품첨가물이 과도하게 사용된 음식물은 가급적 섭취하지 않는 것이 좋다. 식품첨가물 자체가 대표적인 스파이음식의 성분이기 때문이다.

4. 곰팡이독

곰팡이가 번식하여 만들어낸 곰팡이독은 사람이나 동물에 급성 또는 만성적 해를 주는 유독성 물질이며 동시에 발암물질이다. 곰팡이독은 높은 온도로 가열하여도 분해되지 않고 간, 신장, 신경, 위장 등에 해를 끼치며, 조혈장해를 가져오기도 하고 발암물질이 되기 때문에 주의를 해야 한다. 곰팡이독은 대개 주식인 쌀, 보리, 옥수수 등과 같은 곡류와 땅콩 같은 콩류에서 발견되기 때문에 스파이음식으로서 위험성이 높다.

대표적인 곰팡이독은 아플라톡신aflatoxin이다. 곡류나 콩류만이 아니라 오염된 사료를 먹은 동물과 이들 동물이 분비하는 젖에서도 검출되고, 달걀에서도 검출된다. 메주와 된장에서 발견되기도 한다. 황변미독yellow rice toxin은 잘 마르지 않은 쌀에 페니실리움 속 곰팡이가 자라 황색으로 변한 쌀을 황변미라 한다. 이 쌀에는 곰팡이가 만들어 낸 황변미독이 함유되어 있다. 황변미는 기후조건 때문에 동남아시아 쌀에 많은 데, 우리나라의 경우 쌀이 부족하여 수입한 쌀에 황변미가 발견되어 문제가 된 적이 있다.

붉은 곰팡이독Fusarium toxin은 붉은 곰팡이가 자란 보리, 옥수수, 밀

등의 곡류에 독이 함유되어 있다. 이 독을 먹을 경우 두통, 현기증, 메스꺼움, 구토, 시력장애 등이 나타나고, 곰팡이 종류에 따라 백혈구 감소, 패혈증이 나타날 수도 있다. 맥각독Ergot toxin은 보리 특히 라이보리의 경우 개화기에 맥각균에 오염될 수 있다. 이 맥각균에 의해 생성된 흑자색의 맥각이 들어 있는 보리를 섭취하게 되면 맥각독에 의한 중독증상이 일어난다. 증상으로는 구토, 설사, 두통, 경련 등이 나타나는데, 심하면 혈압강하, 환각, 경련이 나타나고 사망할 수 있다. 곰팡이독은 열에 안정하여 식품 가공이나 조리에 의하여 없어지지 않고 또 중독 증상이 나타났을 때 해독 방법이 없다. 따라서 곰팡이 중독이 되지 않도록 스파이음식을 엄격히 식별하여 예방하는 것이 가장 좋은 방법이다.

5. 차가운 음식

동일한 음식이라고 해도 차가운 음식은 인체의 시스템을 무력화한다. 차가운 음식은 위와 장을 위축시키고 굳어가게 한다. 특히 몸이 찬 체질에게 있어 차가운 음식은 독성물질과 거의 다름이 없다. 몸이 찬 체질은 대개 가슴의 열과 구강, 혀의 열이 많기 때문에 차가운 음식을 선호한다. 그러나 소화기관은 차서 급체에 걸리기 쉽고 무기력증을 느낀다. 심지어 심한 경우 찬 기운이 모여 통증, 염증, 부종이 생기게 된다. 차가운 음식을 지속적으로 많이 먹는 사람은 비만이 되거나 저체온 혹은 저체중증이 되기가 쉽다. 옛날 어머니들이 음식을 맨 마지막에 먹는 습관이 있어 급체나 비만이 되는 수가 많았다. 또한 찬밥신세가 되는 사람들 역시 건강에 이상을 초래하게 한다.

정제염과 천일염, 그리고 죽염의 미네랄 효과

　벼농사 문화권의 우리 전통음식은 대개가 소금발효가 주성분이다.
　된장, 고추장, 간장, 장조림, 김치, 젓갈류 등은 대표적인 소금발효 음식이다. 장기보관을 위해서나 땡볕의 일사병 예방을 위해서는 필수적인 선택이었을 것이다. 60년대에서 80년대 이전까지의 시골에서 농사를 짓는 것을 본 분이라면 이해가 될 것이다. 냉장고가 보편화되기 이전의 그 시절에 소금발효 음식은 절대적으로 필요한 성분이었다. 유목민이나 유럽의 농법은 허리를 굽히지 않는 입식이었음에 비해 우리나라는 허리를 굽히고 쪼그리는 반좌식의 농법이었다. 그러다보니, 자연히 열량이 풍부한 고추와 염분이 풍부한 소금발효 음식이 적합할 수밖에 없었을 것이다.
　특히 소금발효 음식은 염분중독을 가속화시켜서 모든 반찬이 소금 일색으로 변화시킬 만큼 강력하게 나타나게 했다. 그 결과 어떠한 현상이 생겼을까?
　소금섭취량이 과다하다 보면, 자연히 체내수분이 많아지며 혈액은 산성화되며 동맥경화를 비롯한 심장병, 뇌출혈의 원인이 된다. 또한 염분중독에 대한 인체 반응은 자연스럽게 당분중독으로 기울게 되면서 당뇨병과 지방간, 고콜레스테롤을 유발시킨다.
　왜 염분중독이 당분중독을 유발시키는 지는 염분과 당분의 비율을 생각하면 잘 알 수 있다.
　일반적으로 우리나라는 고염분 섭취국가로 다른 나라 식단에 비해 엄청나게 짜고 매운 음식류가 많다. 그 결과 염분을 받아들이기 힘든 체질은 상대적으로 당분섭취를 배가 시킨다.
　소금이 짜면 설탕을 넣어서 중화시키고, 설탕이 많아 달면 소금을 타서 중화시키는 원리처럼 소금발효식품의 반응으로 당분중독이 생기는 것이다. 그래서 우리나라 사람들은 어릴 때부터 유독 사탕을 비롯한 당분을 좋아한다.

집에서 과다하게 먹는 염분을 중화시키기 위해 당분섭취율을 높이는 것이다. 그렇게 되면 염분중독과 당분중독이 함께 동반된다. 끝없이 염분섭취 대비 당분섭취를 올리다보니, 마침내 동맥경화, 심장병, 뇌졸중, 당뇨병 등의 생활습관병이 기하급수적으로 늘어나게 한다.

무서운 식원병의 근본원인이 염분중독에서부터 비롯된 것이다. 그러다보니, 어떤 분은 만병을 치유하는 원리로 짜게 먹으라고 염분중독을 독려하는 웃지 못 할 일까지 생겼다.

물론 더 짜게 먹으면 자연치유가 일어나는 체질은 의외로 많다. 염분중독에서 벗어나려고 당분중독이 된 사람들 중의 상당수는 그러하다. 염분중독을 벗어나려다가 어느 순간부터인가 완전히 당분중독으로만 치달려서 생긴 식원병은 의외로 염분이 약이 될 수 있기 때문이다. 주변을 둘러보면 저염식을 고수하며, 당분중독에 빠진 분들이 심각한 식원병에 시달리는 경우가 많다.

그들에게는 당분중독의 최고 해독제가 의외로 염분이다. 온 몸이 당분으로 절어 있는 상태에서 염분은 수분을 증대시켜 당분을 배설할 뿐만 아니라, 당분의 섭취량을 줄여준다.

나는 가끔씩 아이들이 아이스크림 중독에 걸렸다고 하소연하는 어머니들에게 염분처방을 알려주기도 한다.

"밥을 할 때 죽염을 많이 타서 하시고, 아이가 좋아하는 음식에 죽염을 많이 첨가하여 먹이십시오. 그러면 자연히 당분중독에서 벗어납니다."

그러면 영락없이 아이스크림 중독의 아이는 채 10일이 지나지 않아 당분을 멀리하게 된다.

　대단한 비법이지만 알고 보면 신기한 일이 아니다. 당분중독의 비만인에게 죽염의 양을 늘여보면 금방 다이어트가 되는 원리가 되기도 한다. 실제 심각한 당분중독은 알칼리 성분인 죽염의 먹이이며 신기하게 당분중독이 해소되는 것이다.

　소금섭취를 늘이라고 주장하는 어떤 분은 무조건 염분이 만병을 고친다고 주장하지만 그런 만병통치약은 없다. 당분중독이 아닌 사람이 그렇게 염분섭취를 늘이다가는 천명을 누릴 수가 없는 것이다.

　따라서 소금발효 음식을 중심으로 하는 전통한식의 한계점을 극복하는 것은 절대적으로 필요한 식탁의 혁신이다. 지금은 땡볕에서 하루 종일 노동을 해야 하는 벼농사 시대가 아니다. 지식정보화 시대는 강한 에너지를 발산할 수 있는 균형적인 식단이 필요하다. 그런 의미에서 완전한 산성의 정제염과 발효소금, 그리고 죽염의 효과를 제대로 알아야 하는 것이다.

정제염과 천일염, 그리고 죽염의 효과를 위한 실험

1. 시험관에 A 정제염, B 천일염, C 죽염을 넣고 요오드액을 넣은 후의 컬러변화
2. 시험관의 컬러변화 후의 리트머스 시험지로 산성과 알칼리 성분 비교

가까운 약국에서 요드액을 구입해서 시험관에 정제염, 천일염, 죽염을 넣은 후에 요오드액을 넣으면 붉은 색채가 변화된다. A 정제염, B 천일염은 요오드의 붉은 색이 그대로이고, C 죽염은 묽은 정류수색으로 변화한다. 시험관의 컬러변화 후에 리트머스 시험지로 검사를 해보면, A 정제염, B 천일염은 산성이 표시되며 C 죽염은 약알칼리로 표시된다.

죽염은 소금과 분자구조가 다른 완전한 미네랄 식품이다.

정제염은 미네랄이 완전히 제거된 소금이며, 천일염은 소금의 4대 독소인 황산마그네슘과 간수성분, 뻘의 미세먼지, 가스가 많이 함유된 소금이다. 그에 반해 죽염은 천일염의 독소가 제거되고 당분중독을 해독할 수 있는 유일한 해독제이며 미네랄 성분의 보고이다.

다만 일반적 죽염은 영세 죽염가공업자들이 죽염을 제조할 때, 소나무 장작을 사용하여야 하는데도 폐타이어를 비롯한 산업폐기물로 불을 피우는 탓에 다이옥신이 검출될 위험이 있기 때문에 주의를 요한다. 다이옥신이 전혀 검출되지 않는 죽염만이 진정 당분중독의 해독제가 될 수 있고 미네랄 성분의 보충제로서 효과가 있는 것이다.

소금 섭취와 자연치유력 식단을 위한 혁신

한국인의 사망원인 중 1위는 암이다.

세계보건기구(WHO)는 암의 사망원인 가운데 30% 이상이 음식과 관련이 있는 것으로 추정한다. 어떤 음식이 암을 일으키는 물질로 작용할 수 있고, 또 다른 음식은 암의 발생이나 진행을 막을 수 있다는 것이다.

특히 우리나라 사람에게 많이 발생하는 암 중에는 식생활 요인과 관련이 있는 암이 많다.

위, 간, 대장 직장, 유방, 식도, 췌장, 전립선, 후두, 그리고 폐암이 그 예이다. 암 발생 양상을 보면 4대 암 또는 5대 암이 대부분을 차지하고 있는데, 남성은 위, 간, 폐, 및 대장, 직장 등 4대 암이 전체 발생의 3분의 2를 차지하고 있고, 여성은 유방, 위, 갑상선, 대장 직장 및 자궁

경부 등 5대 암이 약 60%이다. 여기에 폐와 간암이 보태지면 72%나 된다.

실제 한국인은 서양인에 비해 소금에 절인 음식을 많이 섭취함으로서 위암발생률이 높다.

소금 자체는 발암물질이 아니지만 고농도의 염분은 세포에 손상을 주고 주위에 있는 발암물질의 침투를 쉽게 해주는 발암보조물질(co-carcinogen) 역할을 한다. 된장찌개, 김치찌개 등을 많이 섭취하는 것이 위암 발병 위험을 높인다는 연구 보고가 있었는데, 심층 분석을 통해 된장이나 김치가 아니고 짠맛이 주범으로 밝혀진 바 있다. 소금은 아무리 많이 섭취해도 하루 10g을 넘겨선 안 된다. 우리나라 전통한식은 주로 짠 성분이 많다. 김치, 장류, 젓갈류, 찌개류, 염장생선, 거기에다 인스턴트식품이나 가공식품이 가세되면 염분 농도는 높아질 수밖에 없다. 전통한식을 기준으로 보면 한국인의 염분섭취는 자연 높아진다. 2001년도 국민영양조사 보고서를 보면 한국인이 하루 평균 섭취하는 소금은 약 4900㎎(소금 12.5g)이다. 생리적 필요량과 WHO(세계보건기구)에서 만성질환 예방을 위해 권장하는 1일 나트륨 2000㎎(소금 5g)의 권장량인 일일 5g을 2.5배나 초과한다.

예를 들면, 김밥 1줄로 아침을 해결하고, 점심은 칼국수 한 그릇에 배추김치 10조각, 저녁은 돼지불고기 200g에 동치미 한 그릇, 된장찌개를 먹었다면 하루 나트륨 섭취량은 21.25g에 이른다. 이 정도의 소금을 계속 섭취하면 암뿐만 아니라 고혈압, 신장질환 등을 유발할 수 있다. 암을 유발하는 나트륨 함유량이 라면은 2,000밀리그램, 칼국수는 3,000밀리그램으로 고 나트륨 군에 속해서 비후두암, 위암 발병과 충분한 관련성이 있다고 밝혀져 있다.

특히 우리나라 사람들이 좋아하는 양념갈비를 보면 적군식품의 요소를 두루 갖추고 있다. 기본적으로 갈비 양념에 들어간 소금, 술의 알코올, 갈비의 뜨거움은 발암물질이 세포에 침투하는 것을 돕는다. 안윤옥 서울의대 예방의학과 교수는 "발암물질을 발암보조물질과 함께 섭취하면 더욱 쉽게 암을 유발할 수 있다"면서 "특히 짜게 먹으면 암 위험이 5~6배까지 증가한다는 연구결과가 있다"고 경고했다.

실제 1990~2001년 동안 일본의 중년 남녀를 조사한 결과, 남자의 경우 가장 짜게 먹는 집단이 위암에 걸릴 확률이 적게 먹는 집단보다 2배 정도 높았다. 여성도 가장 짜게 먹는 집단이 1.5배 이상 위암 발생이 높았다. 소금 섭취량은 식도암과도 관련이 깊다. 중국에서는 식도암 환자와 대조군을 비교한 결과, 젓갈류와 피클류가 식도암 발생을 증가시켰다. 반면에 신선한 과일의 섭취는 식도암을 감소시키는 것으로 나타났다. 소금을 줄이려면 소금 절임·가공·인스턴트식품의 섭취를 줄이고 외식의 빈도를 줄이는 것이 좋다

또한 소금 공급원 1위는 김치이기 때문에 "김치를 담글 때 소금을 배추에 직접 뿌려 절이지 말고, 10% 농도의 소금물(물 1 l 에 소금 100g)에 담가 절이는 것이 좋다. 소금을 배추에 직접 뿌리는 남도식 김치는 염도가 3% 정도이다. 하지만 소금물에 절이면 염도는 1.6~1.7%로 낮아진다. 싱거운 김치는 항암효과도 있고 영양가도 유지되지만 짠 김치는 암 발생 위험을 높일 수 있기 때문 조심해야 한다. 또한 한국인의 식탁에 거의 매일 오르는 국이나 찌개의 소금도 줄여야 한다. 국물 요리에 양파 마늘 멸치, 다시마 등을 많이 넣으면 소금을 적게 넣고도 감칠맛을 낼 수 있다. 따라서 전통한식을 개선하고 자연식 자연치유력 식단을 하는 것은 너무나 당연한 일이다. 신선한 야채와 과일이 풍부한 이 시대에 맞는 자연식 식단이야말로 항암효과를 높이고 에너지를 높여 건강을 지키는 파수꾼이 될 것이다.

밥을 줄이려면 저염식은 필수적 선택

"밥을 줄이기가 쉽지 않습니다. 반공기로는 영양결핍이 될 것 같습니다. 밥을 적게 먹으려고 노력해도 그게 참 안됩니다."

과체중으로 인해 각종 생활습관병에 걸린 K 씨에게 소식을 권하자 그가 한 말이다.

나는 그에게 이렇게 말했다.

"밥을 줄이려면 먼저 밥그릇의 크기를 줄이고 반찬을 2가지 정도만 드시고 저염식을 하십시오. 과일이나 채소의 담백한 맛에 길을 들이고 맵고 짠 맛을 줄이셔야 합니다. 맵고 짠 음식을 즐기시는 한 밥을 줄이기 힘듭니다."

실제 그렇다. 밥을 줄이려면 맵고 짠 음식을 줄이는 것은 필수이다. 맵고 짠 맛은 식욕을 끌어당기고 소식을 하려고 해도 포만감을 잘 주지 않기 때문이다. 따라서 밥을 줄이려면 먼저 저염식을 생활화해야 한다. 우리나라를 제외한 서구의 선진국이나 일본 등은 저염식이 권장되고 생활화한지 오래되었다. 저염식은 세계적인 추세로서 의심의 여지가 없는 건강식이다. 세계적인 장수국인 일본의 예를 살펴보자.

일본의 국민건강 증진 프로젝트와 소금섭취 감량정책

일본은 1975년부터 10년 단위로 국민건강증진 프로젝트를 실시했다.

소금 섭취량 정책으로 1975년 이전의 하루 소금섭취량이 약 14.5그램에서 1988년에는 하루 소금 섭취량이 12그램 미만으로 떨어졌다. 그리고 2002년의 국민건강영양조사에서 하루에 11.4그램 섭취한 것으로 보고되었다. 최근에는 10.7그램까지 내려갔다. 일본의 소금 섭취기준량은 하루 10그램으로 거의 근사치까지 접근했다.

이렇게 일본의 전 국민 평균 소금 섭취감량이 가능했던 이유는 정책적 노력이 있었기 때문이다. 소금섭취 감량 프로그램을 적극적으로 홍보하고 매스미디어를 통해 실천을 위한 구체적인 정보를 제공했다. 또한 소금섭취를 낮출 수 있는 각종 인프라를 구축하여 소금섭취 감량을 실천했다. 공익방송을 통해서는 소금 섭취량이 각종 만성질병인 고혈압, 뇌졸중, 심장병 및 암의 질병 예방과 치료에 필수적이라는 것을 알렸으며 실생활에서도 다양한 홍보를 했다. 저염식 요리의 전파와 식품 제조업체의 저염화 상품생산도 큰 작용을 했다. 저염 간장, 저염 된장 등 저염 식품의 생산을 적극적으로 유도했다. 세계 최고 장수국이 될 수밖에 없는 좋은 프로젝트이며 정책이다.

우리나라의 저염식은 어떠할까?

국가적인 정책은 아직까지 적극적으로 펼쳐지지 않고 있고 일부 의학자의 목소리만 낮게 전해지고 있다. 실제 우리나라는 가공식품보다 조리 시에 소금을 많이 사용하며 한국인의 소금 섭취량 30%를 차지하는 김치의 소금함유량은 편차가 많다. 몹시 맵고 짠 김치가 있는가하면 시원하고 담백한 저염식 김치도 있다. 그 밖의 장조림, 젓갈, 된장, 고추장 등 일본보다 훨씬 소금사용이 광범위하게 이루어지고 있는 식단이다.

그런데 특이한 현상은 일부 대체의학을 하는 사람들은 세계적인 저염운동과 역행하는 고염식을 주장한다. 우리나라에만 있는 현상이다. 나는 개인적으로 우리나라에만 있고 외국에는 별로 없는 이론이나 주장들은 객관성을 인정하지 않는다. 실제로 우리나라만의 고염식 주장은 나름대로의 설득력이 있다면, 밥과 김치를 주식으로 하는 경우, 게장만 밥도둑이 아니라, 맵고 짠 김치 역시 밥도둑이다.

다만 예외가 있다면, 고당질의 식단으로 탄수화물 중독이 되었을 때, 일시적인 고염식 즉 소금섭취가 해독제가 될 수 있다는 점은 인정한다. 또 평생을 맵고 짜게 먹어 적응한 체질은 무방할 수 있다고 본다.

소금 섭취에 있어 한 가지 예외적인 경우는 죽염이다. 질 좋은 서해안의 천일염을 최소 3년에서 5년간 염장하여 간수성분을 제거한 원료를 사용한 죽염은 보약이다. 소금 성분이 함유되어 있지만 약알칼리 성분이며 미네랄 성분이 대량 함유되어 죽염은 많이 섭취해도 무방하다. 그뿐 아니라, 혈액을 정화하고 산성체질을 중화시켜준다. 실제 나는 죽염연구를 하며, 내 몸을 실험재로 삼아 매일 큰 스푼으로 몇 달을 매일 죽염을 섭취한 적이 있다. 그 결과는 오히려 좋았다. 그러나 산성화된 소금의 과다섭취는 위험성이 높다.

실제로 일본, 미국, 유럽을 비롯하여 소금섭취 감량은 세계적인 추세이다. 소금 섭취량이 많은 국민일수록 고혈압, 심장병, 위암과 같은 질병에 걸릴 확률이 높고 수명이 짧다는 연구 결과가 발표되고 있기 때문이다. 소금과다 섭취의 위험성이 제기되면서 전 세계적인 추세로 소금 섭취감량에 대한 국가별 규제와 대안책이 시급하게 마련되고 있는 것이다.

따라서 우리나라 역시 소금섭취 감량을 위한 항암 프로젝트와 정책을 실시해야 한다.

나는 국가의 정책 이전에 개인 혹은 가정에서 식단의 혁신을 통해서 소금섭취를 줄일 것을 권유하고 싶다. 또한 정책적으로 질 좋은 서

해안의 천일염을 적극 개발하여 3년에서 5년 정도 염장한 것을 식품으로 출하하거나 죽염을 권장해야 한다고 생각한다. 그런 염장소금이나 죽염으로 한식의 김치와 장류, 젓갈류를 만든다면 조금 짜게 먹어도 보약이 될 것이다.

그렇지 않고 값싼 중국산, 호주산 천일염이나 정제염으로 한식을 만든다면 분명히 저염식을 해야 한다. 현실적으로 질 좋은 염분이 드물기 때문에 저염식을 강추하는 것이다. 중국산, 호주산 정제염이 대세인 지금의 시대에는 벼농사 문화권에서 지식정보화 사회로 진입함에 따라 고염식 전통식단을 개선하여 저염식 개별맞춤 식단으로 변화하는 것이 바람직하다.

세계적인 추세의 저염식 식단이 건강식이며 성공에너지를 강하게 발산할 수 있기 때문이다.

지나친 것은 모자람보다 못하다고 한 동양철학의 원리를 소금섭취에서도 적용하는 것이 바람직한 것이다.

TIP

하루 세끼의 고정관념과 두끼의 영양관념

하루 세끼의 식사습관은 고정관념이다.

지금은 동서양을 막론하고 세끼를 먹는 것이 보편화되었지만, 꼭 세끼를 채워야 한다는 것은 고정관념이라는 뜻이다. 저녁을 푸짐하게 먹고 아침에 입맛이 없는데도 습관적으로 세끼를 채운다는 것이 무슨 의미가 있을까? 하루 세끼의 고정관념은 사실상 의미가 없다. 예를 들면, 영국이나 프랑스 등의 유럽에는 아침과 점심식사를 엄격히 지키지 않는다. 점심은 간단히 먹는 것이 일반화되어 있다. 우리나라같이 하루 세끼를 채우는 것보다는 훨씬 융통성이 있다. 영양관념으로 치면 세끼의 고정관념을 버리고 두끼로 영양조절을 하는 것이 훨씬 더 건강에 이롭다. 배부르게 세끼를 먹고 과체중이 되어 땀을 뻘뻘 흘리며 운동하는 것이 좋을까? 위장에 적당한 휴식을 주며 두끼의 영양안배로 적절하게 체중조절을 하는 것이 바람직할까? 두끼의 영양관념을 제대로 지키는 것이 훨씬 더 쉽고 건강에 도움이 될 것이다.

역사적으로 보면, 조선시대를 비롯하여 인류가 세끼를 고르게 먹은 것은 불과 100년도 되지 않았다. 조선시대에는 하루 두 끼를 먹는 것이 일반적이었다. 식사를 '조석'이라고 해서 아침과 저녁만 먹었다. 18세기 후반 이덕무는 〈청장관전서〉에서 우리나라 사람들은 아침저녁으로 5홉(지금의 1.5홉)을 먹으니 하루에 한 되를 먹는다고 하였다.

그러나 점심을 먹기도 했다. 점심이란 말은 조선 초기에 등장한다. 태종 때 대사헌 한상경의 기록을 보면 알 수 있다. 그는 "서울 5부 학당의 교수훈도들이 하루 종일 학생들을 가르치는데 점심도 없으니 지방의 향교만도 대우가 못하다"고 지적하였다.

당시에 점심은 먹을 수도 있고 안 먹을 수도 있는 간식 정도의 식사를 뜻했다. 본래 '점심'이란 말의 의미가 그러하다. 중국의 스님들이 새벽이나 저녁 공양 전에 문자 그대로 '뱃속에 점을 찍을 정도로' 간단히 먹는 음식을 가리키는 말이었다. 지금의 중국에서도 점심은 '디엔신'이라

TIP

는 말로 간식을 가리킨다. 조선시대 역사기록을 보면 점심에 대한 구분이 뚜렷했다. 오희문이 임진왜란 중에 쓴 일기〈쇄미록〉에서 간단히 먹은 경우에는 점심이라 쓰고, 푸짐하게 먹은 경우에는 낮밥이라고 했다. 궁중에서도 아침, 저녁에는 '수라'를 올리고 낮에는 간단하게 국수나 다과로 '낮것'을 차렸다. 그러다가 점심이라는 말이 차츰 낮밥을 의미하는 말로 바뀌었다. 결국 점심은 간식에서 간식 정도의 식사 단계를 거쳐 정식 식사로 발전했다. 하루 세 끼가 완전히 정착된 것은 금세기 후반부터였다.

역사적으로 보면, 먹거리가 부족한 조선시대에도 그러했다는 것은 많은 시사점을 준다.

지금의 영양과잉 시대에 구태여 하루 세끼를 고수할 이유가 어디에 있겠는가.

과식을 하면서도 하루 세끼를 꼬박 채우는 사람이 있다. 그렇게 되면 과체중이 되고 마침내 고도비만이 되며 온갖 생활습관병에 노출이 된다. 따라서 세끼를 채우는 고정관념을 버리고 두끼의 영양관념으로 변화하는 것이 바람직하다. 과체중이라면 두끼는 선택의 여지가 없다. 실컷 세끼를 잘 먹고 운동을 하겠다는 결심을 하는 것은 의미가 없다. 차라리 두끼를 영양식으로 먹는 것이 훨씬 낫다. 구태여 세끼를 먹겠다면, 아침을 간단히 해결하고 점심을 말 그대로 뱃속에 점을 찍을 정도로 간단히 섭취하는 것이 효과적이다. 지금의 시대는 지식정보화 시대이다. 벼농사 문화권의 농사철에 하루 세끼와 두 번의 간식을 먹는 것과는 시대자체가 다르다. 그런 점에서 보면, 심한 노동을 하거나 극심한 체력소모의 운동선수라면 세끼 식사가 여전히 유효하다. 그렇지 않다면 하루 두끼의 영양식단으로도 충분하다. 식단의 건강혁명을 위해서는 기존의 고정관념을 깨고 새로운 영양관념을 도입하는 것이 바람직한 것이다.

Chapter 04

항암프로젝트의 매뉴얼은 식단에 있다

항암프로젝트의 매뉴얼은 식단에 있다

탄수화물의 중독을 피하라.

우리나라의 식단은 대개 밥을 중심으로 펼쳐진다.

육식을 하거나 채식을 하더라도 꼭 밥을 먹어야 제대로 식사를 한 것으로 생각하는 경우가 많다. 밥이 보약이고 생명이라 여긴다. 다른 나라의 식단에 비하면, 쌀밥은 대표적인 탄수화물로 꼭 필요한 음식물이기는 하지만 의존도가 지나치게 높은 편이다.

거기에다 떡볶이를 비롯한 분식류, 패스트푸드 등이 발달하면서 탄수화물의 중독이 가속화되는 식단이 되고 있다.

어떤 형태의 탄수화물을 먹는지에 따라 심장병을 비롯한 식원병의 발병이나 예방에 영향을 미친다는 점을 생각하면, 탄수화물의 선택은 그만큼 중요하다.

그렇기 때문에 고칼로리에 해당하는 탄수화물은 중독을 피하기 위해서라도 적게 섭취하는 것이 좋다. 또한 가공되지 않은 상태의 곡식을 먹는 것이 바람직하다.

탄수화물의 중독을 불러일으키는 청량음료, 탄산음료, 과일향 첨가 음료를 비롯한 음료수와 라면, 케이크, 도넛, 피자, 감자칩, 콘칩, 팝콘, 소주, 맥주, 빵, 머핀 등 다양한 종류의 음식들에 대한 방어선이 필요하다.

특히 식단궁합에 맞지 않은 탄수화물의 섭취는 비만의 원인이 되기 쉽다. 예를 들면, 삼겹살을 배불리 먹고 난 후의 밥과 된장찌개, 갈비를 배불리 먹은 후의 밥과 된장찌개 등이 대표적인 경우이다. 육식 후의 쌀밥은 식단궁합에 맞지 않다.

엄청난 양의 단백질과 지방이 흡수되는데도 흡수력이 빠른 쌀밥을 먹는 것은 혈당의 상승을 촉진한다. 혈당의 상승은 곧 인슐린의 빠른 상승으로 이어지기 때문에 절대적으로 주의를 해야 하는 것이다.

탄수화물의 섭취법

1. 정제미 쌀밥보다 전곡인 현미를 섭취한다.
2. 탄수화물의 밥은 하루에 반공기 정도만 섭취하고 면과 빵을 고르게 섭취한다.
3. 식품 성분표시를 잘 확인하여 전곡으로 만든 빵을 선택한다.
4. 전곡류의 조, 수수, 귀리, 기장, 겉보리 등의 새로운 곡류를 선택한다.
5. 정제된 흰 밀가루보다는 통밀가루를 사용하여 빵과 제과를 만든다.
6. 통밀로 된 파스타, 국수, 칼국수, 수제비를 만든다.

탄수화물은 전곡을 먹음으로서 최상의 자연식을 할 수 있다. 항암 효과도 높고 건강에 효과적이다. 그렇게 하자면 맛을 위해 피자나 패스트푸드, 청량음료를 마신다고 해도 탄수화물의 중독이 되지 않는 선에서 자제를 해야 한다.

맛은 부드럽고 달콤하며 위장에서 소화와 흡수가 빨리 되는 것일수록 더 강하게 느껴진다. 또한 대개 혀끝의 맛은 중독으로 인해 강화된다. 따라서 건강을 위한 맛은 자연식으로 새롭게 길들여지는 것이 바람직하다. 라면을 비롯한 탄수화물의 중독은 끊기 어렵지만, 일단 자연식 탄수화물에 길들여지면 건강한 삶이 보장된다는 것을 명심해야 할 것이다.

아군 지방질과 적군 지방질을 구분하라.

영양학사에서 지난 40년간 지방질은 공공의 적으로 간주되었다.

질병을 야기하고 조기사망에 이르게 하는 두려운 적군 식품으로 규정되어왔다. 유행하는 다이어트 중에 저지방질은 기본이었다. 그리고 적군 지방질 제거에 엄청난 투자와 지출을 했다. 그러나 최근에 이르러 지방과의 전쟁은 심장병이나 암의 발병률에 그다 뚜렷한 영향을 미치지 않은 것으로 나타나서 새로운 양상으로 전개되고 있다. 식단에서 지방질은 더 이상 두려운 적군 식품이 아니라, 아군 지방질을 많이 확보하는 것으로 건강을 증진할 수 있는 쪽으로 발전하고 있다. 지방질의 전쟁은 명확하게 아군 지방질과 적군 지방질을 구분해서 섭취하는 것이 핵심 전략이다. 실제로 아군 지방질을 많이 섭취하는 것은 금연, 과음, 과식 다음으로 중요하다. 아군 지방질과 적군 지방질을 명확하게 구분하여야 하는 것이다.

아군 지방질- 불포화지방, 오메가- 3

1. 불포화지방은 HDL의 수치를 높게 유지할 수 있다.
2. 불포화지방은 나쁜 콜레스테롤로 불리는 LDL(저밀도 지단백질)의 수치를 낮출 수 있다.
3. 불포화지방은 고 탄수화물의 섭취로 나타나는 혈중의 중성지방의 증가를 막을 수 있다.
4. 불포화지방은 불규칙적인 심장박동 등을 억제하여 급성심장사의 발생을 줄일 수 있다.
5. 불포화지방은 혈관 내 혈류의 흐름을 막는 덩어리가 생기는 경향을 감소시킨다.
6. 오메가- 3 지방은 심장병과 뇌졸중의 예방과 치료에 도움이 된다.
7. 오메가- 3 지방은 인체의 세포막을 구성하며, 눈, 뇌, 정자세포의 세포막을 구성한다.
8. 오메가- 3 지방은 전구체의 역할을 하여 일부 호르몬의 생성 시발점이 된다.
9. 오메가- 3 지방은 혈액응고, 동맥벽의 수축 및 이완, 그리고 염증을 조절한다.

불포화지방질은 하루 열량의 실질적인 부분을 유지하는 작용을 하면서도 장기적인 건강에 좋은 영향을 미친다. 따라서 아군 비장질인 불포화지방의 섭취는 늘이는 것이 바람직하다.

적군 지방질- 포화지방, 중성지방, 트랜스지방

1. 포화지방을 많이 섭취할수록 심장병이 증가한다.
2. 탄수화물과 지방이 결합되면 증가하는 중성지방은 고지혈증을 유발한다.
3. 포화지방이 고 탄수화물과 결합하면 체중을 급속히 증가시킨다.
4. 트랜스지방은 면역 시스템의 지나친 활동을 초래해서 염증을 일으킨다.
5. 트랜스지방은 콜레스테롤의 보호 형태인 HDL의 수치를 저하시킨다.
6. 트랜스지방은 동맥혈관을 가장 손상시키는 LDL 입자들의 수치를 상승시킨다.

아군 지방질의 많은 이점에도 불구하고 적군 지방질인 포화지방과 트랜스 지방의 음식들이 훨씬 많다. 대표적인 적군 지방인 트랜스 지방은 마가린, 식물성 쇼트닝, 패스트푸드점의 감자튀김, 도넛, 빵, 과자류 등 그 밖의 수많은 식품에 많이 들어 있다. 그래서 아군 지방질인 호두 등의 견과류, 카놀라유, 대두유 등으로 적군 지방을 물리쳐야 한다. 식품을 구입할 때는 반드시 성분표시를 확인해서 트랜스 지방이 없음을 확인하고 포화지방에도 각별히 유의를 해야 한다. 아군 지방질이 많으면 항암효과가 높아지며 적군 지방질은 물러간다는 전쟁의 원리를 적용한다면, 좋은 지방의 섭취를 할 수 있을 것이다.

양질의 단백질 찾아내기

우리 몸은 1만 가지 종류의 단백질을 가지고 있다.

단백질은 아미노산이라는 20개의 기초 구성 물질로부터 만들어진 길고 복잡한 사슬형태로 되어 있다. 더욱이 우리 몸은 새로운 단백질을 만들어야 하는데, 아미노산은 지방처럼 저장되지 않기 때문에 필수 아미노산을 공급받아야 한다. 단백질은 크게 완전 단백질로 필요한 아미노산을 모두 포함하는 것과 불완전한 단백질로 하나 이상의 필수 아미노산이 결핍된 것으로 나눈다. 필수 아미노산은 몸 안에서 합성할 수도 없고 다른 아미노산으로부터 전환되지도 않는다. 기본적인 단백질은 육류, 조류, 생선, 계란, 유제품으로 대개는 완전 단백질에 속하며 식물성 단백질은 거의 불완전 단백질이다. 그렇기 때문에 완전 채식주의는 양질의 단백질을 찾는 식단궁합을 고려해야 한다. 쌀과 콩, 땅콩버터와 빵, 두부와 현미 등 서로 궁합이 맞는 식단으로 보완해주는 것이 반드시 필요하다. 동물성 단백질에서 얻을 수 있는 것을 식물성 단백질에서 완전히 보충하려면 특별한 노력이 필요하기 때문이다.

일반적인 양질의 단백질은 소고기이다. 소고기는 완전한 동물성 단백질을 공급해준다. 하지만 포화지방도 많기 때문에 가능한 가장 지방이 적은 부위의 살코기를 선택하는 것이 좋다.

그런 점에서 보면, 소고기의 등심과 안심, 안창살 등 지방이 적은 부위의 살코기가 최고 양질의 단백질이다. 양식의 스테이크에 사용하는 부위가 최적에 속하는 것이다.

그 밖의 육류는 오리고기, 닭고기, 돼지고기, 생선 등을 선택하는 것이 바람직하다. 양질의 단백질에서 중요한 것은 식단궁합이다. 아무리 양질의 단백질을 찾아서 먹는다고 해도 식단궁합이 좋지 않으면 과체중의 문제가 생긴다. 동물성 단백질을 섭취할 때는 반드시 밥을 같이 먹지 않는 것이 좋다. 고단백질에는 저탄수화물이 궁합이 좋기 때문이다. 우리나라 식단에서는 소갈비를 뜯고는 꼭 밥과 된장찌개를 먹고 덧붙여 냉면을 먹는 사람이 많다. 그런 현상은 식단궁합으로는 매우 나쁘다. 소갈비의 단백질과 지방이 냉면의 찬 기운으로 인해 내장지방과 소화기능의 저하를 초래하기 때문이다. 양질의 단백질은 밥을 먹지 않아야 하고 꼭 먹어야 한다면, 가볍게 빵을 먹거나 냉면을 조금 섭취하는 것이 맞다.

양질의 단백질을 섭취할 때, 밥을 먹지 않아야 할 이유

1. 고단백질의 식품들은 위에서 소장으로 넘어가는 음식의 움직임을 늦추며 혈당을 비교적 적게 그리고 지속적으로 증가시킨다.
2. 단백질은 혈당에 대해 다소 완만하고 지속적인 영향을 미치므로, 밥과 같이 먹으면 혈당을 급속히 증가시킬 위험성이 있다.
3. 탄수화물의 섭취를 줄이고 양질의 단백질을 섭취하면 혈액 내 중성지방의 수치는 낮아지고 HDL의 수치는 높아지기 심장발작이나 뇌졸중 또는 다른 형태의 심혈관계 질환을 감소할 수 있다.

양질의 육류는 고 탄수화물과 식단궁합은 절대적으로 맞지 않은 것이다.

양질의 육류에 대한 또 다른 중요한 포인터는 포식의 금지이다. 포식동물은 초식동물을 사냥한 후에도 포식을 하지 않는다. 그 이유는 다량의 단백질이 칼슘을 배출시키기 때문에 오히려 마이너스 영향을 받기 때문이다. 그래서 단백질 섭취가 증가하면 이 단백질과 관련된 산을 중화하기 위해 많은 칼슘이 소모된다. 그렇기 때문에 양질의 단백질은 최소화하며 자주 섭취하는 것이 건강에는 최적인 것이다.

미네랄의 불균형을 극복하라.

우리나라의 식단은 대개 칼로리 중심으로 이루어져 있다.

벼농사 문화권의 식단으로는 노동력을 필요로 하기 때문에 당연한 현상이다. 그러다보니, 고칼로리 중심의 서양식단의 영향을 받아 곡물류를 중심으로 하는 탄수화물 식단이 주가 되고 지방과 단백질을 보충하는 식이 발달되어 있다. 여름철의 보양식은 단백질을 보충하는 식단이고 보신이라는 개념의 육식이 그러하다.

대량 영양소 중심으로, 미량 영양소이며 저칼로리인 미네랄은 소홀히 다뤄온 것이 사실이다. 실제 미네랄은 채소와 과일, 해초류에서 얻을 수 있는 것으로 충분하다고 생각하는 경향이 많다. 그러나 대량 영양소 중심의 우리나라 식단에서 상대적 결핍을 일으키는 것은 미네랄의 불균형이다.

미네랄의 불균형은 다양한 질병의 원인이 되기도 한다. 미네랄은 미량영양소이기는 하지만 생명 활동에 아주 중요한 역할을 하기 때문이다. 기본적으로 생명활동에 필요한 미네랄은 70종에 달하며 이러한 미네랄은 하나하나가 체내에서 중요한 작용을 한다. 칼슘, 인, 마그네슘 등은 뼈와 치아를 구성하는 성분이며 철은 적혈구에 함유된 헤모글로빈을 생성하는데 반드시 필요한 작용을 한다. 미네랄은 체내 조직을 구성하는 것뿐만 아니라, 체내 기능자체를 유지하는데도 중요한 작용을 한다.

미네랄의 주요한 작용

1. 체내 효소와 비타민을 활성화한다.
2. 호르몬 생성의 중요한 재료가 된다.
3. 체내 PH를 최적의 약알칼리성으로 유지한다.
4. 세포의 침투압을 조정한다.
5. 세포에 영양이 도달하도록 한다.
6. 신경 작용을 조절한다.

이외에도 보이지 않은 많은 작용이 있기 때문에 현대인의 대부분의 질환은 미네랄 결핍과 연관이 되어 있다. 그러나 미네랄도 적군 미네랄과 아군 미네랄로 엄격하게 구분이 되어 있다. 강한 독성으로 중추신경에 영향을 주는 수은, 신장 장애와 간장 장애를 일으키는 납, 골다공증과 골절을 초래하는 카드뮴, 알츠하이머와 어린이 학습능력 저하에 원인이 되는 알루미늄 등 많은 적군 미네랄이 건강 장해를 일으키는데 관여한다.

그래서 아군 미네랄에서 필수 미네랄을 충분히 공급하는 것은 건강의 필수적인 선택이다.

적군 미네랄의 유해성을 배출하는데 는 필수 미네랄의 공급이 가장 효과적이다. 특정 필수미네랄의 공급은 적군 미네랄의 유해성에 영향을 주어 배출을 할 수 있게 하기 때문이다.

미네랄 불균형의 주요원인인 결핍과 특정 미네랄의 과잉 축적, 유해성이 많은 적군 미네랄의 불균형이 각종 질환의 주요한 원인이 되고 있는 것이다. 실제 미네랄 결핍 혹은 불균형으로 인한 질병은 미네랄을 정화함으로서, 빠르게 치유될 수 있다.

따라서 필수미네랄을 충분히 공급받기 위해서는 과일을 중심으로 채소류를 간식이 아니라, 주식으로 매일 섭취해야 한다. 미네랄 성분이 많이 함유된 좋은 물을 비롯하여 과일, 채소, 해초류, 민물고기 등 양질의 식단을 구성하여야 하는 것이다.

야채에 함유된 섬유질의 놀라운 생화학 작용

"야채를 많이 먹어라."

식단에서 이 말은 절대불변의 진리이다. 이 말은 최상의 식단을 보장해주며, 건강한 영양 습관의 주문과 같은 마법을 발휘한다. 그러나 우리나라의 식단에서 야채는 소금이나 간장, 고춧가루로 범벅이 된 나물의 형태로 밥과 더불어 탄수화물의 섭취만 늘이는 악효과가 있다. 맵고 짜며 밑반찬으로 냉장고 식단이 된 야채는 결코 바람직하지 않은 식단이다.

야채는 자연식으로 신선도가 유지되는 것을 섭취하는 것이 최상의 효과를 나타낸다. 나물무침이나 찌개 속에 있는 맵고 짠 야채는 이제 식단에서 퇴출해야 할 시대가 다가온 것이다.

정기검진에서 갑작스런 고지혈증 진단을 받은 주부 L씨는 충격을 받았다. 그도 그럴 것이 자신은 밥과 김치찌개 혹은 나물만 많이 먹었을 뿐이라고…….육류도 먹지 않았고 지방섭취도 거의 없었다는데, 어떻게 중성지방으로 고지혈증의 진단을 받았는지 몹시 의아해했다.

그러나 자세히 식단을 조사해본 결과, 밥과 나물, 김치찌개와 밑반찬을 만드는데 사용하는 식용유의 사용 등이 문제였다. 근본적으로 식단으로 병이 생긴 것이다.

많은 사람들은 L씨처럼 식용유가 듬뿍 들어간 나물볶음이나 찌개의 식이섬유로 충분히 중성지방을 방어할 수 있다고 믿고 밥을 중심으로 식단을 구성한다. 그러나 결과는 고지혈증이었다. L씨는 자연식으로 고지혈증에서 벗어날 수 있었다. 실제 야채는 신선도가 유지되는 샐러드나 기름에 튀기거나 볶은 상태가 아닌 야채 그대로 섭취할 때, 섬유질의 놀라운 생화학 작용이 일어난다. 실제 식물성 화학물질은 해로운 화학물질을 해독하며 암, 감염, 세포 파괴상황에 맞서는 효소들을 도우며 세포 손상을 치유하는 또 다른 효소들을 돕기도 한다.

전통식단에서 야채는 주로 나물이나 찌개의 한 부분으로 분류된다. 하지만 자연식 식단에서 야채는 주식으로 다루어져야 한다. 야채샐러드만으로 주식이 되어야 마땅할 정도로 중요한 영양소인 것이다.

야채가 풍부한 식단의 놀라운 화학적 작용

1. 혈압을 저하시키며 항암작용을 높인다.
2. 심장발작 또는 뇌졸중을 일으킬 확률을 줄여준다.
3. 중성지방을 낮추어주며, 고지혈증의 약으로 작용한다.
4. 변비를 해소해주며 게실염이라는 고통스러운 장질환을 예방한다.
5. 눈 질환인 백내장과 황반변성을 예방하여 준다.
6. 기억력 손실과 사고력의 감퇴를 지연시키거나 예방한다.
7. 미량 양양소의 저 칼로리로 포만감을 주며 체중을 조절해준다.
8. 미각을 살려주며, 식단궁합을 맞추어 영양밸런스를 유지시켜준다.

식단궁합을 고려하면 야채는 하루 3회 주식의 범주에 넣어야 한다. 녹즙, 싱싱한 야채는 항암프로젝트의 핵심이다. 암에 걸린 사람들이 녹즙이나 야채위주의 자연식을 하는 것은 어제 오늘의 일이 아니다. 그 이유는 영양소에서 최상의 궁합을 유지하는 것은 야채이며 피를 맑게 하고 막힌 혈관을 뚫어주는 탁월한 효과 때문이다. 야채가 들어가야 탄수화물, 단백질, 지방의 조화가 적합하며 몸이 나무처럼 푸르게 산다. 더욱이 섬유질은 고혈압, 고지혈증, 심장병, 뇌졸중 콜레스테롤 수치의 조정 등에 가장 효과적인 작용을 한다. 따라서 야채는 선택이 아니라 필수이며 음식에서 약으로 분류되어야 할 중요한 영양소인 것이다.

TIP

식단궁합을 기준으로 하는 전략식단

식단궁합은 건강혁명을 성공시키기 위한 핵심적인 개념이다.

음식궁합은 복잡하고 암기를 필요로 한다. 하지만 식단궁합은 식단의 개념으로, 반드시 알아야 할 기본적인 공식이며 가장 확실한 항암 프로젝트의 매뉴얼이고 에너지의 원천이다.

예를 들자면, 우리나라 육식의 문제점은 살코기만 골라먹는다는 점인데, 식단궁합을 무시한 경우가 많다. 쌈을 사먹으라고 상추나 깻잎이 나오기는 한다. 하지만, 끝까지 구운 고기를 쌈 사 먹는 사람은 드물다. 대개는 몇 번 쌈을 사 먹다가 고기만 골라먹는다.

특히 대장이나 직장암에 걸린 분들의 상당수는 과거의 식습관에 고기만 골라먹는 재미(?)에 빠져서 식단궁합을 무시한 댓가를 받는 경우가 많다. 또 위암이나 대장암은 맵고 짜게 먹으며 채식을 하지 않은 무분별한 식단의 댓가를 비싸게 치루는 경우가 많다.

식단궁합은 체질적으로 밸런스를 잡기 위한 산성과 알칼리성분의 조화나 영양소의 궁합을 의미한다. 동일하게 육류를 좋아하는 데도 건강한 사람이 있는가하면 암이나 동맥경화, 고혈압, 당뇨병에 걸린 사람의 차이는 무엇일까? 식단궁합을 무시하고 특정성분만 골라 먹기 하는 경우엔 대개 식원병에 노출이 된다. 전체적인 식단궁합을 잘 배합하고 자연식의 기본공식을 지키는 사람은 항암능력이 강화되고 건강해진다. 하지만 무턱대로 육식만 하면 발암성분에 노출되고 문제가 발생할 수밖에 없기 때문인 것이다.

TIP

식단궁합의 기본 공식

1. 육류와 샐러드 + 빵

육류를 먹을 때는 반드시 샐러드를 섭취해야 한다. 육류는 강한 산성이며, 샐러드는 강한 알칼리로서 궁합이 맞다. 쌈을 싸기 위한 상추나 깻잎은 육류의 지방질을 해소하기엔 턱없이 부족한 궁합이다. 육류를 먹을 때는 반드시 식이섬유가 풍부한 샐러드가 효과적이다. 대표적인 샐러드의 재료로서는 양상추, 양배추, 당근, 양파, 치커리, 샐러리 등으로 풍부한 식이섬유가 함유된 것이 궁합에 맞다. 또 한 가지 중요한 개념은 육류와 샐러드를 먹을 때는 밥이 대단히 맞지 않다. 밀로 만든 빵이 찬 성질이 있기 때문에 궁합이 맞다. 그 이유는 쌀은 따뜻한 성질로 육류의 산성을 더욱 강화시킬 수 있기 때문이다.

2. 생선과 나물류 + 밥

생선을 먹을 때는 짠 성분이 없는 나물류가 맞다. 간고등어같은 생선은 그 자체가 짜기 때문에 보통의 나물류는 소금성분을 가중시키기 때문에 궁합이 맞지 않다. 그래서 짜지 않은 나물류가 맞으며, 바다생선은 짠 맛이 많기 때문에 심한 산성으로, 약간 데친 나물류가 식단궁합이 맞는 것이다. 생선을 먹을 때는 소량의 밥을 먹는 것이 궁합에 맞다.

3. 밥과 채소류

밥을 먹을 때는 싱싱한 채소류가 맞다. 밥은 당분성분이 많기 때문에 채소류로서 중화를 시키고 소화흡수를 촉진하는 것이 도움이 된다. 단 밥과 짠 반찬은 식단궁합이 대단히 맞지 않다. 짠 반찬은 대개가 산성성분이 많아서 밥의 산성을 배가 시킨다. 또한 체내 수분을 과다하게 공급해서 소화지체를 유발시킨다. 밥과 채소류의 궁합에 한 가지 또 맞지 않은 것은 다량의 국물이다. 국물은 타액과 위산, 췌장의 소화액을 희석함으로 식단궁합을 저해하는 작용을 한다.

TIP

4. 민물고기와 채소류

민물고기는 미네랄 성분이 풍부하기 때문에 채소류를 듬뿍 넣은 찜이 궁합에 맞다. 추어탕과 부추가 궁합이 맞듯이 붕어, 잉어, 메기 등의 매운탕에는 채소류가 필수적이다. 민물고기를 먹을 때는 쌀밥보다는 현미가 궁합에 맞다. 민물고기 자체가 양기가 많기 때문에 식이섬유가 많은 현미가 훨씬 식단궁합이 맞는 것이다.

5. 피자와 샐러드

피자는 대개 치즈가 많이 함유되기 때문에 대표적인 산성식품이다. 그런데도 우리나라 피자 전문점에는 피자 한판에 소량의 피클만 주고 지독하게 궁합이 맞지 않는 콜라를 서비스하거나 같이 판매한다. 피자와 콜라는 최악의 궁합이다. 햄버거나 피자 먹을 때 얼음이 가득 들은 콜라는 살을 찌게 하는 주요원인이다. 그 이유는 지방(기름)은 차가워지면 굳어지는 속성이 있기 때문이다. 햄버거와 피자의 지방(기름)이 얼음이 든 콜라의 찬 기운으로 인해 뱃속에서 굳어져서 비만이 된다. 또한 콜라를 마시면 칼슘결핍을 초래하기도 한다. 따라서 피자를 먹을 때는 반드시 샐러드를 만들어서 같이 먹어야 하고 콜라 대신에 미네랄 수 혹은 약수를 먹는 것이 궁합에 맞다.

식단궁합은 선택이 아니라 필수적인 조건이다.

알칼리와 산성의 중화도 그렇거니와 포화지방산을 방어하는 섬유질, 당질과 섬유질 등의 배합으로 보면 매우 중요한 개념이다. 에너지성분으로 보면, 인체는 영양부족보다는 특정영양의 과잉으로 식원병이 걸리기 때문에 식단궁합을 맞추는 것이 필수적이다. 따라서 기본적인 전략식단을 짜기 위해서는 식단궁합을 맞춘 후에 영양소의 배합을 구성하여야 하는 것이다.

Chapter 05

다이어트는 식단의 전쟁과 평화

다이어트는 식단의 전쟁과 평화

비만과의 전쟁을 위한 식단의 기본 전략

체중은 다양한 질병과 직접적으로 연관성이 있다.

비만과의 전쟁이 미용을 목적으로 하는 다이어트의 문제를 넘어 선 지는 오래되었다. 체중이 증가함에 따라 심장병, 고혈압, 담석증, 당뇨병의 위험도를 비롯하여 식원병을 증가시키고 있다. 특히 전통한식과 다양한 외국식이 혼재하는 우리나라의 식단은 그 위험의 수위를 넘어서고 있다. 다이어트가 여성의 전유물이 아니라, 남녀노소 구별 없이 중요한 의미를 띤 것은 물론이다. 식단에서 공공의 적은 비만이 되었고, 어떤 식단인가에 따라 전쟁과 평화가 결정되는 정도로 그 비중이 커지고 있다.

실제 비만이 심장병과 당뇨병을 비롯한 각종 생활습관병과 관련이 있다는 과학적 실험결과의 발표가 잇따라서 지금은 거의 상식화되고 있다. 그것은 달리말해서 비만을 해소하는 것만으로 자연치유가 된다는 것을 의미한다. 그렇다면 비만과의 전쟁은 건강을 위한 필수적 조건이 된다. 식단의 기본전략도 일차적으로는 체중조절에 맞추는 것이 바람직하다.

기본적으로 체중조절을 위한 최적체중의 개념을 찾아야 하고 체형의 변화 및 소식과 편식의 개념도 바뀌어야 하는 것이다.

최적체중의 개념

동양의학적으로 보면, 최적체중의 개념을 서양식의 체질량지수나 체지방지수의 개념과는 달리 본다. 기본적으로 동양의학에서는 남성은 7세, 여성은 8세의 수를 기준으로 생명의 왕상휴수(에너지의 흐름)를 가늠한다. 그런 관점에서 남성은 7 곱하기 3의 21세가 최고 생명의 정점으로 보고, 여성은 8 곱하기 3의 24를 최고 생명의 정점으로 친다.

그런 점에서 기본적인 최적체중은 자신의 키에 100을 뺀 것으로 기준한다. 하지만 체질에 따라 여러 변수가 있음을 반영해야 하기 때문에 젊은 시절의 최적체중을 기준으로 하는 것이 좋다. 정상적인 성장을 한 사람의 경우엔 성장이 멈춘 시기를 기점으로 남성은 21세에서 플러스 3년으로 24세의 체중이 최적의 체중이고 여성은 24세에서 마이너스 3년으로 21세로〈21세에서 24세〉최적의 체중이 된다.

예를 들면, 나는 키 177㎝로 기본적인 정상체중은 177- 100= 77kg 크램이다. 그러나 77kg이면 몸에 약간의 부담이 느껴지기 때문에 최적체중을 21세에서 24세의 체중에서 찾았다. 군대입대 전의 72kg이 최적체중인 것이다. 실제 현재의 체중은 72kg이다. 밥을 정상적으로 먹을 경우 80kg에서 85kg은 빠르게 변화할 수 있는 체질인데도 소식과 편식으로 체중을 유지하고 있다.

최적체형의 개념

체중이 변하면 체형은 자연스럽게 변한다. 체형의 변화는 과체중 혹은 비만으로 인해 심각한 체질의 변화를 수반한다. 상체비만 혹은 하체비만, 전신비만이라는 형태로 체형이 변하면 체질적인 불균형은 심각해진다. 그렇기 때문에 체형 역시 최적체형의 개념을 21세에서 24세의 사진 혹은 기억으로 재생시키는 것이 바람직하다. 예를 들면, 체중감량을 해서 정상체중이 되었다고 해도 젊은 시절의 체형과는 많이 차이가 난다면, 체질적인 문제점은 여전히 남아 있는 것이다. 체형은 외부적으로 나타난 체질이기 때문에 매우 중요하다. 그런 점에서 나이가 들면서 체형이 나아지는 사람은 체질교정이 완벽하게 이루어진 것을 뜻한다. 그렇지 않은 경우엔 최적체형의 개념을 찾는 것이 최고의 건강법에 해당하는 것이다.

예를 들면, 주위에서 20년 전의 옷을 그대로 입을 수 있는 사람이 있다. 그런 사람은 대단히 건강한 식단을 지니고 있고 식탁의 평화를 누리고 있는 것이다.

현재 우리나라는 전통한식의 맵고 짠 음식들과 가공식품이 결합되고 기름진 각종 외국음식이 퓨전이 되면서 비만이 심각하게 증가하고 있다. 이제 전 국민이 비만전쟁을 일으켜야 할 정도로 상태가 위험해지고 있다. 특히 식원병으로 인한 생활습관병이 증가하면서 의료비부담이라는 국가적 문제가 되고 있다.

생활습관병 1100만 시대에 체중이나 체형은 미용의 차원을 넘어 식탁의 혁명으로 해결되어야 할 시점이 되었다. 그래서 비만과의 전쟁에서 식탁에서 전략과 전술이 매우 시급하다.

비만과의 전쟁에서 가장 기본적인 전략은 소식과 편식이다. 소식과 편식의 올바른 개념을 알고 그에 맞게 섭생을 하면 다이어트는 쉽고 재미있다.

소식의 개념

소식은 기존의 식단에서 양을 줄이는 것이 아니다. 식단의 질을 높이고 그에 맞추어 자연스럽게 소식을 하는 것이다. 소식을 한다고 하면 많은 사람들은 기존의 식단에서 양만을 줄이는 것으로 알고 있다. 절대 그렇게 해서는 소식이 아닌 영양결핍이 일어날 뿐이다. 예를 들면, 전통한식으로는 소식이 어려운 이유는 맵고 짠 반찬으로 인해 상대적으로 밥을 많이 먹어야 하기 때문이다. 맵고 짠 음식의 소식은 영양결핍이 일어나기 쉽다. 소식은 담백하며 영양이 풍부해야 한다. 신선한 야채와 과일은 필수적이며 영양의 질을 높이고 음식의 소화와 흡수가 인체에 유익한 것을 선택하여야 바르게 된다. 그렇게 하자면, 에너지의 밀도는 높이고 칼로리는 낮춰야 한다. 지방, 단백질, 탄수화물은 칼로리가 높고, 미네랄, 섬유질, 비타민은 칼로리가 낮지만 에너지의 밀도는 높다. 따라서 미네랄, 섬유질, 비타민의 비율은 높이고 칼로리는 낮을 때, 최상의 소식이 된다. 그러자면, 소식은 가공공식품은 물론이고 정제당, 정제염, 정제미 등을 줄어야 하고 체질 자연식에 들어가야 최적의 효과를 낼 수 있는 것이다.

편식의 개념

다이어트는 기본적으로 편식을 전제로 한다. 유행하는 다이어트법을 보면 제각기 편식을 예찬한다. 콩다이어트, 바나나다이어트, 초마늘다이어트, 고구마다이어트, 감자다이어트 등 모조리 편식이다. 영양학적으로는 저지방 다이어트 혹은 저탄수화물 다이어트 등 대부분 편식을 예찬한다. 그러나 그러한 다이어트는 다행히 자신의 체질에 특정 편식이 맞으면 효과를 보지만 그렇지 않으면 낭패가 일어난다. 요요현상은 물론이고 체질적 불균형을 일으키기도 한다. 그래서 올바른 편식의 개념을 정립해야 한다. 편식은 자신의 체질에 맞는 개별맞춤의 음식을 찾아서 섭취하는 것이다. 타인의 편식 다이어트를 따라하는 것은 무모하다. 그렇다고 편식은 그리 어려운 것이 아니다. 전통한식을 제외한 외국의 음식들이 거의 편식으로 구성되어 있지 않은가. 양식의 스테이크나 일식 초밥, 일식 우동, 중식 자장면 등 이루 헤아릴 수 없이 많은 음식들이 전통한식의 기준으로 보면, 편식이다. 따라서 자신만의 식단으로 최적의 영양균형을 찾아 편식을 하는 것은 자연스러운 일인 것이다.

최적체중과 최적 체형은 건강의 절대적 기준점

"고혈압과 당뇨병은 심각한 병이 아니고 체질적 불균형의 증세입니다."

고혈압과 당뇨병에 고통을 받는 K씨는 내 말에 발끈하면서 반문을 했다.

"왜 심각한 병이 아닙니까? 그로 인해 얼마나 고통을 많이 받고 많은 사람이 죽는지를 모르셔서 하시는 말씀입니까?"

많은 사람들이 고혈압이나 당뇨병을 비롯한 식원병을 심각한 병으로 인식하고 약을 먹으면서 관리를 한다. 그러면서 그들의 식탁에 대해서는 변화를 하려고 하지 않는다. 그들은 생활습관병의 중세가 잘못된 식단과 부실한 건강관리의 탓이라는 것을 자각하지 못하는 수가 많다. K씨를 보면, 과체중의 상태에다 젊은 시절 술과 담배에 찌든 생활을 한 것이 원인이었다. 매일처럼 술을 마시고 밤늦도록 안주를 먹으며 과체중이 된 그가 정상적인 몸을 가지는 것은 사실상 불가능한 일이기 때문이다.

나는 건강컨설팅의 관점에서 식단의 혁신을 강조했고, 우선은 정상체중으로 돌아갈 것을 권유했다. 그러자 그는 약속을 했고 실행했다. 그 결과 그는 정상체중으로 돌아가면서 자연스럽게 고혈압에서 해방되었고, 당뇨병 역시 자연식으로 극복했다.

실제 그렇게 어려운 일이 아니다. 우선 정상체중으로 돌아가야 하는 이유는 체질이 달라도 최적의 체중만 유지하면 건강과 활력이 유지될 수 있기 때문이다. 정상체중은 엄격하게 체질 따라 달라서 잘 찾아야 한다. 예를 들면, 의학적 기준을 적용하면 코끼리나 기린의 키를 기준으로 정상체중을 찾기는 힘들다. 코끼리의 체질과 기린의 체질이 다르기 때문에 자신만의 정상체중을 찾아야 하는 것이다. 21세에서 24세까지의 정상체중을 기준으로 할 때, 그 당시가 최적의 조건인 경우가 80%이상이지만 반대로 최악의 상태일 때는 다시 최적의 상태를 찾아야 한다.

예를 들면, 건강 강연회를 할 때, 질문을 받은 적이 있는데, 키 180㎝의 50대 중반 H씨가 자신은 20대의 체중이 줄곧 62kg였다고 했다.

키 180㎝에 62㎏라면 대단히 가벼운 체중이다. 그는 그 당시의 체중이 최적체중이냐고 물었다.

그런 경우는 예외적으로 최적체중을 찾아야 한다. 자신이 생각하는 최적의 체중은 얼마라고 생각하느냐고 물었을 때, 그는 72㎏일 때, 최적이라고 말했다.

180㎝에 72㎏가 최적체중이라는 것은 결국 자신이 정하는 것이다. 체질에 따른 편차가 가끔씩은 그렇게 나타난다.

따라서 자신의 체질에 맞는 최적체중을 알고 최적체형을 만든다면, 건강의 절대적 기준점은 확실해진다. 과체중도 문제지만 그에 따른 비정상적인 체형은 심각할 정도로 질병의 위험성을 높인다. 과체중은 반드시 지방의 축적이 어느 부분 혹은 전체적으로 집중되기 때문에 특정 부위가 변형되면 그 부위의 질병 위험도는 그만큼 높아진다.

복부지방이 심각해지면 고혈압, 고콜레스테롤중, 당뇨병, 심장병의 위험성이 높아지는 것과 같은 원리이다. 그렇기 때문에 식탁에서 다이어트의 전략은 반드시 세워져야 한다.

최적체중과 체형을 만들기 위한 식탁의 다이어트 전략

1. 소식을 생활화한다.
음식의 질을 끌어올린다는 것은 7대 영양소의 균형을 잘 유지한다는 의미이다. 평상시에 먹는 음식에서 양을 줄이는 소식은 오히려 다이어트에 무리를 주기 쉽다. 영양에너지의 균형이 잘 이루어져야 소식을 통해서 빠르게 다이어트가 된다. 제대로 된 소식을 하면 백혈구가 활성화되어 병원균, 알레르겐, 암세포 등을 잡아먹기 때문에 면역기능이 향상된다.

2. 편식을 한다.
편식은 단순한 식단을 의미한다. 저지방식단이나 저탄수화물식단으로 특정 성분을 제외하고 식사하는 것은 좋은 다이어트가 아니다. 편식은 단순한 식단으로, 체질에 맞는 자신만의 전략식단을 꾸준히 지키는 것이 가장 바람직하다.

3. 최적체형을 위한 운동을 한다.
다이어트는 식탁에서도 충분히 이루어질 수 있다. 그러나 체형은 식탁에서만 이루어질 수 없다. 최적체형은 뼈대와 단백질의 균형을 통해서 이루어지기 때문에 운동이 필수적이다.
자신만의 체형을 위한 운동을 선택해서 특정 부위의 불균형을 해소하는 것이 바람직하다.

4. 복부비만은 지방제거를 위한 복부벨트로 해결한다.
복부비만의 주범은 지방은 주로 3가지의 작용력을 지니고 있다. 첫 번째는 복부의 찬 기운을 방어하기 위한 보온재로서 지방이 축적된다. 두 번째는 복부의 내장이 처지는 것을 방지하기 위해 지지대로서 내장지방이 축적된다. 세 번째로는 비상시 비축영양이나 호르몬 원료 혹은 과잉지방의 창고로서 지방이 축적된다.
이 세 가지 원인은 복부벨트를 착용함으로서 해결될 수 있다. 복부벨트를 착용하면 접촉부위의 열이 상승함으로서, 복부가 따뜻해짐으로서 지방이 자연 소멸이 된다. 또 과식을 하지 못하도록 압박을 하기 때문에 내장지방이 자연 줄어들며, 과잉지방의 창고로서의 역할도 자연 사라지게 한다.

5. 식탁 앞에 체중계와 줄자를 준비한다.
식탁의 파수꾼은 체중계와 줄자이다. 매일 아침마다 체중을 측정하고 일주일 혹은 한 달 단위로 복부와 허벅지를 재는 것은 필수적인 것이다. 과체중과 비만을 감시하는 최고의 파수꾼은 체중계와 줄자이기 때문에 반드시 지니는 것이 필요한 것이다.

최적체중과 체형을 유지하기 위해서 가장 중요한 작용은 역시 식탁의 혁신이다.

그러자면, 기존의 전통식단의 문제점을 개선하는 것이 효과적이며, 자신에게 맞는 소식과 편식의 방법을 찾는 것이 가장 바람직한 것이다.

6주간 10kg 체중 감량을 위한 다이어트 전략식단

　6주간 10kg 체중감량을 할 수 있다고 하면 모두들 믿지 않는다.
　그도 그럴 것이 엄청난 시간투자와 고비용을 들이고도 요요현상을 겪거나 다이어트에 실패한 사람들의 관점에서는 꿈과 같은 다이어트이기 때문이다. 실제 많은 사람들이 다이어트의 실패를 겪고 아예 다이어트를 포기한 경우가 많다. 다이어트는 그만큼 어렵다는 관념이 자리 잡고 있고, 실제로도 쉽지는 않다.
　왜 다이어트가 어려울까? 그 대표적인 이유는 다이어트가 진정 어려운 이유는 전통식단과 퓨전식단 그리고 가공식품에 길들여진 식생활습관 때문이다.
　다이어트의 실패원인을 분석해보면, 크게 4가지로 분류된다.
　첫 번째, 단식을 통한 다이어트는 단식 후의 식생활습관으로 돌아오면 즉시 요요현상이 일어난다. 단식을 통한 단백질 소모의 체중감량은 위험성도 높고, 영양결핍으로 가장 빠른 요요현상을 일으킨다.
　두 번째, 운동을 지독하게 하는 다이어트는 운동을 멈추면 즉시 요요현상이 일어난다. 운동선수들이 운동을 중단하면 즉시 과체중이 되기 쉬운 원리와 같다. 극심한 운동으로 다이어트를 하면 기초 대사량이 늘어나면서 운동을 멈추면 즉시 체중이 불어날 수밖에 없다.
　세 번째, 유행성 다이어트는 성공한 사람의 체질에 맞는 개별맞춤 다이어트이기 때문에 모든 사람에게 적용이 될 수 없다. 체질에 맞지 않을 때는 오히려 부작용이 일어날 수 있고 초마늘 혹은 콩, 감자, 바나나, 고구마 등의 단일 성분으로 체질의 이상을 유발할 수 있다. 또한 성공했다고 해도 평상시 식단으로 돌아오면 즉시 요요현상이 일어난다.
　네 번째, 어떤 다이어트를 해서 성공을 해도 결국 자신의 평소 식단대로 돌아오면 원상태로 요요현상이 일어날 수밖에 없는 한계점이 있다. 다이어트가 평생 생활화되지 않으면 요요현상은 영원히 반복될 수밖에 없다.

이 네 가지 문제점을 해결하는 것은 평생 다이어트를 할 수 있는 전략식단에 있다.

평생 다이어트를 위한 전략식단은 의외로 쉽다. 식이지도를 통해 운동을 하지 않고도 6주 만에 10kg 감량은 될 수 있는 것이다.

나는 심각한 과체중으로 고민하는 10대의 중학생과 20대의 대학생, 30대의 직장인, 40대와 50대의 주부를 대상으로 다이어트 전략식단을 실험해보았다. 그 중에 가장 어려운 케이스는 15세의 중학생이었다. 키 167㎝에 몸무게 74kg을 6주 만에 10kg 감량에 성공했다.

21세의 대학생은 키 175㎝에 몸무게 65kg를 6주 만에 10kg 감량을 시켰다. 30대의 직장인과 40대, 50대의 주부는 체중감량이 쉽지 않았다. 그 이유는 전략식단을 효과적으로 실행하지 않았기 때문이었다. 그러나 전략식단을 철저하게 따른 사람은 다이어트의 효과가 뚜렷하게 나타났다.

6주간 10kg 감량의 다이어트 전략식단

1. 칼로리가 없는 미네랄과 섬유질, 비타민을 식사의 50%로 배정한다.
2. 소식으로 과일과 채소류로 자연식을 하며 밥은 하루 반공기만 섭취한다.
3. 전통식단의 맵고 짠 음식을 금지하며 반찬은 꼭 한 가지만 선택한다.
4. 편식으로 자신만의 체질에 맞는 전략식단을 선택하여 그것만 섭취한다.
5. 외식은 하지 않으며, 부득이 외식할 때는 전략식단만 가려서 섭취한다.
6. 식사시간은 아침7시, 점심12시, 저녁 6시로 정하고 철저히 지킨다.
7. 자연식으로 적응하면 생활단식을 반드시 실행한다.

이상의 전략식단으로 6주 만에 10kg 감량을 할 수 있다는 점이 의아할 것이다.

그러나 자신의 체질에 맞는 전략식단만 짜면 반드시 성공할 수 있다. 운동할 시간이 거의 없는 학생의 경우 다이어트를 위한 전략식단은 대단히 중요하다. 성장과 학업성취라는 두 가지 조건을 충족시키면서 다이어트를 해야 하기 때문이다. 일반적으로 성장기에는 골고루 섭취하여야 한다는 고정관념을 지니고 있어 전략식단의 개념을 숙지시키기가 쉽지 않다.

그러나 전략식단을 세워 다이어트를 하면 오히려 성장과 학업성적은 오른다. 과체중으로 인한 졸음이나 집중력저하는 자연 사라지고, 성장 역시 촉진되어 키는 더욱 잘 자란다.

성장을 촉진하고 다이어트를 하는 방법은 고밀도 저칼로리의 식단이다. 지방, 단백질, 탄수화물은 칼로리가 높기 때문에 줄이고 미네랄, 섬유질, 비타민은 칼로리가 낮지만 에너지의 밀도는 높기 때문에 늘이는 식단이 그것이다. 성장기 학생의 다이어트의 핵심은 미네랄, 섬유질, 비타민의 비율은 높이고 칼로리는 낮추는 것이다.

단 성장기 다이어트를 위한 전략식단이 어려운 점은 김치, 된장, 고추장, 오뎅과 떡볶이, 패스트푸드에 길들여진 입맛이다. 그 입맛을 변화시키는 것이 어렵다. 소금과 고추장, 마늘, 파 등의 자극성 있는 양념들을 멀리하기란 쉽지 않다.

15세의 중학생은 처음 전략식단을 실행할 때, 매우 힘들어했다. 한 가지의 반찬과 하루에 밥 반공기, 그리고 싫어하는 채소와 과일, 패스트푸드의 단절, 전통식단이 배제된 자연식을 누가 좋아하겠는가. 그러나 처음 1주간이 지나면서 빠르게 적응을 했다. 2주차부터는 자연식을 받아들였고 3주차부터는 생활단식을 접목하며 빠르게 다이어트가 이루어졌다.

다이어트의 목표가 정해지고 매일 체중계에 올라 측정을 하며 목표 수치가 멀어지면 생활단식은 필수이다. 부분단식으로 하루 1끼니 혹은 2끼니를 줄이는 것은 면역강화나 의지력 강화에도 도움이 된다.

"한국 사람이 김치와 된장찌개를 안 먹고 어떻게 살아?" 라고 하며 전략식단을 거부한다면 물론 힘들겠지만, 가능하면 전통한식을 개량해서 다이어트를 해보라. 김치와 된장찌개가 나쁘다는 관점이 아니다. 소금과 고추, 파, 마늘의 자극성을 줄이고 순수하고 담백한 자연식을 하는 것이 효과적이라는 것이다. 그렇게 되면 영양균형이 좋아지면서 쉽게 다이어트는 이루어지는 것이다.

생활단식은 다이어트 식단의 핵심

"최고의 다이어트 식단은 무엇입니까?"

나는 그 질문을 받으면 망설임 없이 생활단식을 포함한 자연식 식단이라고 말한다. 그러면 단식이 어떻게 식단이 되는지를 따져 묻는 사람이 많다. 그에 대한 나의 대답은 명확하다.

"다이어트 식단의 핵심은 생활단식입니다. 3끼니를 잘 먹고 다이어트를 하는 식단도 좋습니다. 그러나 체질불균형이 심각한 비만은 생활단식이 필수입니다. 몸의 생리적 변화를 가속화시키는 것으로 생활단식만한 다이어트가 없습니다."

실제 임상적으로 입증이 된 말이다. 다이어트 식단에서 뺄 수 없는 핵심은 생활단식이다. 생활단식은 일반적 단식과는 다르다. 생활 속에서 부분단식으로 고체로 에너지를 줄이고 액체인 물과 기체인 공기만으로 식단을 짠다. 물과 공기도 엄연히 식단에 속하는 것으로, 다이어트 식단으로 구성할 수 있다.

생활단식은 일반적인 식단에서는 매우 힘들겠지만 자연식에서는 쉽다. 생명력이 풍부한 야채를 많이 섭취하고 단순한 식단으로 에너지 흡수율이 높아지면 부분단식은 자연스런 일이다. 일반단식과 달리 단식원을 가거나 전문가의 조언이 필요 없고, 혼자서도 할 수 있다.

생활단식의 식단

> 1. 생활단식에 들어가기 전에 반드시 자연식에 적응한다.
> 2. 부분단식으로 아침에 따뜻한 물이나 차 한 잔만을 마신다.
> 3. 점심은 보식으로 밥 반공기를 오래 씹고 야채와 더불어 먹는다.
> 4. 하루 한 끼, 혹은 두끼니의 부분단식을 할 때는 자극적인 양념음식을 피한다.
> 5. 아침단식을 할 경우, 저녁은 과일식사를 한다.

나는 생활단식으로 2주 만에 13kg를 다이어트 한 적이 있다.

당시에 몸무게는 키 177㎝에 80kg였는데, 2주 만에 67kg를 만들었다. 생활단식이 몸에 밴 탓에 큰 어려움 없이 그렇게 감량했다. 또 한 가지 특이한 점은 일반적인 단식은 다이어트 후에 요요현상이 심하지만, 생활단식은 요요현상이 없다.

나의 경우, 당시에 몸의 정화를 위한 다이어트였다. 때문에 67kg 상태에서 최적의 체중인 72kg를 다시 만들었다. 하지만 만약 67kg가 최적 체중이었다면 요요현상 없이 유지했을 것이다.

다이어트에서 요요현상은 위험하다. 엄청난 시간과 경비의 투자에 대한 보람도 없게 하는 것이상으로 부작용도 수반한다. 정신적인 좌절은 물론이고 육체적으로는 생체리듬에 변화를 주며 다이어트에 대한 내성이 강화된다. 여러 번 다이어트에 실패한 사람일수록 다이어트가 힘든 것은 몸이 내성이 강해졌다는 증거이다. 몸은 에너지에 대한 방어시스템이 발달되어 있어 약물이나 특정식품으로 다이어트를 하면 에너지를 축적한다. 그래도 반강제적으로 다이어트를 강행하면 에너지의 흡수가 줄고 감량이 되지만 보호시스템이 발동되어 요요현상을 일으킨다.

요요현상을 몇 번씩 반복하면 내성은 상대적으로 강화되어 유행성 다이어트에는 꿈쩍도 하지 않는다. 그렇게 되면 대개는 다이어트에 대한 의지력도 덩달아 꺾인다. 실패와 좌절감이 다이어트를 포기하게 만드는 것이다.

수없이 다이어트에 실패한 K씨의 경우가 그랬다.

그녀는 32세 미혼여성으로 키 165㎝에 몸무게 70㎏였다. 꿈의 최적 체중은 52㎏라고 했는데, 몇 번을 다이어트에 도전했지만 요요현상 때문에 결국은 실패했다. 그녀는 물에 빠진 사람이 지푸라기라도 잡는 심정으로 체질에 문제가 있는지를 물었다.

"물만 먹어도 쪄요. 검은콩 다이어트를 비롯해서 온갖 다이어트를 다 해봤는데도 안돼요. 대관절 제 체질이 뭐가 문제라서 이런 건가요?"

그녀는 양체질로서 몸이 완전 산성화되어 있고 지방축적이 유달리 잘되는 방어시스템을 지니고 있었다. 평소의 식단조사를 해본 결과, 가공식품과 육류를 좋아했고 탄수화물과 지방질, 염분의 복합중독의 상태였다. 그 쯤 되면 유행성 다이어트로는 어림도 없다.

근본적인 다이어트 식단의 혁신 없이는 절대 몸의 내성을 변화시킬 수 없다. 나는 그녀에게 다이어트를 위한 생활단식의 식단을 알려주었다. 그녀는 결혼을 앞두고 있었기 때문인지 몰라도 철저하게 생활단식의 식단을 지켰다. 3개월 만에 17kg를 감량하고 꿈의 체중에 도달했다. 그녀가 기쁨에 겨워 다시 찾아왔을 때 나는 이렇게 말했다.

"요요현상을 줄이기 위해서는 다이어트 식단에서 생활단식을 평생 실행하셔야 합니다. 그러자면 자연식으로 소식과 편식을 늘 하셔야 합니다. 자연식을 잘 하시면 건강과 성공의 에너지가 높아져서 좋은 혼처가 생기고 행운이 늘 함께 할 것입니다."

실제 그녀는 얼마 지나지 않아 좋은 남성을 만나 결혼을 했다. 그 이후에 요요현상은 없었다. 가정에서도 남편을 위한 맞춤식 자연식으로 건강과 행복을 유지하고 있다.

나는 몇 년 전에 졸저 "생활단식 다이어트 건강법"을 펴낸 적이 있다. 그 후 수많은 사람들이 생활단식으로 다이어트에 성공했고 많은 효과가 있었다. 다이어트에서 생활단식은 필수적인 것이고 건강과 성공에너지를 위해서도 반드시 실행해볼만한 가치가 있는 것이다.

다이어트를 위한 생활단식의 과일 식단

생활단식을 위한 자연식으로 과일식단이 있다.

일반적으로 과일은 식사 직후에 디저트로 먹는데, 생활단식에서 과일은 식단의 주메뉴이다. 즉 밥과 동일한 개념이다. 다이어트의 식단에서 보면, 일반음식과 과일은 각각 소화액이 다르고 소화와 흡수시간이 다르다.

일반음식은 3~4시간 정도 위장에 머무르며, 내장활동을 왕성하게 한다.

반면에 과일은 과일 자체에 풍부한 소화효소로 인해서 15분 만에 위장을 빠져나가 금방 소화가 되며 내장활동을 최소화한다. 다이어트의 기본은 내장의 활동을 약화시켜 영양분의 축적을 줄이며 허기와 배고픔을 줄이는 것인데, 그것에 대해선 과일이 가장 적합하다.

단 과일식단을 할 경우엔 과일의 종류를 단순화시키는 것이 바람직하다. 과일도 섞어서 먹으면 소화효소가 달라서 맞지 않을 수 있기 때문에 한 종류만 먹는 것이 좋다. 또한 가능하면 제철 과일을 중심으로 아군과일을 선택하는 것이 바람직하다.

예를 들어서 오늘 아침에는 사과, 점심에는 딸기, 저녁에는 토마토로 하고, 내일 아침은 골드키위 점심은 귤, 저녁은 방울토마토 식으로 자신의 체질에 잘 맞는 과일을 골라서 식사로 삼는 것이 좋다.

과일식단에서 중요한 것은 저녁 7시 식사시간을 넘겼을 때는 체질과 상관없이 찬 성질의 과일을 피하고 따뜻한 과일로 붉은 컬러의 딸기, 토마토, 자두, 앵두 등으로 준비하는 것이 좋다. 또한 이뇨작용이 많은 수박, 참외, 오이, 배 등은 적합하지 않다.

과일식단에서 한 가지 더 알아야 할 점은 식사직후에 과일 디저트는 먹지 않는 것이다.

일반 음식이 소화되기 시작하려는 시점에 과일을 섭취하면 위장에서 음식의 소화에 밀리는 것은 물론이고 과일의 과당에 의해 음식물이 위장에서 조기 발효될 수 있다. 음식물의 소화이전에 과일에서 가스가 생기면서 다량의 활성산소가 생겨서 같이 먹은 다른 음식을 부패시키는 재료로 작용을 할 수도 있기 때문이다.

그렇게 되면 음식의 소화과정에 과일은 디저트로 도와주는 것이 아니라 내장의 활동을 강화하고 에너지를 소모시키는 작용을 한다. "밥

따로 과일 따로" 분리하는 것이 바람직하다.

과일은 식후의 디저트보다는 최소한 식사 최소한 15분에서 30분 전에 섭취하는 것이 좋다. 그렇게 되어야 과일이 소화되어서 위장에서 빠져나가고 난 다음에 음식물이 들어오므로 서로 섞이지 않는다.

다이어트 전략식단에 도움이 되는 식품

다이어트의 전략식단은 기본적으로 세 가지 가지 방법이 있다.

첫 번째는 섭취하는 에너지의 칼로리를 줄이는 것이며, 두 번째는 에너지의 밀도를 높여 균형을 잡아주는 것이다. 세 번째는 에너지의 소비를 늘여주는 것이다. 이 세 가지를 모두 실천하는 것이 자신만의 전략식단을 준비하는 것이다. 다이어트는 과학이며, 과학은 정확한 영양학의 원리에 기반을 두기 때문이다.

전략식단의 과학적 관점으로 보면, 기본적으로 대부분의 비만인 사람은 몸 안에 탄수화물, 지방, 단백질과 같은 대량 영양소는 지나치게 많다. 고 칼로리의 영양소로 특히 지방과 탄수화물은 대부분 중독이 되어 있는 상태이다. 반면에 섬유질과 미네랄, 비타민은 저칼로리인데도 부족하다. 저칼로리의 영양소인 섬유질, 미네랄, 비타민이 부족한 경우, 피로감이나 몸의 산성화를 느끼는 것보다는 오히려 칼로리를 높이려는 갈망이 나타난다. 단음식에 대한 갈망은 대부분 영양불균형의 잘못된 신호로 음식에 대한 욕구를 불러일으킨다.

그래서 가공식품이나 패스트푸드를 허겁지겁 먹어 욕구를 달래는 경우가 많아진다.

그렇게 되면 필요한 섬유질, 미네랄, 비타민 대신에 감소시켜야할

칼로리만 더욱 축적하는 악순환이 일어난다. 거기에다 소식을 한다고 양만 줄이게 되면 그나마 음식으로라도 섭취하던 미량의 섬유질과 비타민과 미네랄을 더욱 줄이는 결과를 낳게 되어 영양 불균형 상태가 더욱 심각해진다.

따라서 다이어트 전략은 고 칼로리, 탄수화물, 지방, 단백질을 줄이고 저 칼로리의 미량 영양소인 섬유질, 미네랄, 비타민을 늘이는 것을 기본으로 한다.

우리 몸은 대량영양소이며 고 칼로리인 (탄수화물, 단백질, 지방)과 저 칼로리 미량영양소(섬유질, 미네랄 비타민)로 구성된다. 약초는 고 칼로리와 저 칼로리의 균형을 잡아주는 영양소로 작용한다. 그런데 인체의 영양소를 100이라고 하면 이것을 모두 이용하여 우리 몸이 필요로 하는 구성 성분 100을 만들어 내야 하는데, 대부분 불균형 상태에 빠진다.

다이어트를 하고 있는 우리 몸은 공장이 원료 물질 100을 골고루 받아서 고칼로리 50을 섭취하고 나머지 저칼로리 50을 섭취하면 절대로 살이 찌지 않는다. 그렇게 되면 적정 에너지 비율이 되면서 축적해놓은 고칼로리 영양소를 몸 밖으로 배출하게 된다.

몸이 최적의 상태에 놓이면 지방의 상태나 수분, 단백질의 상태로 축적된 영양소는 더 이상 필요가 없게 된다. 고 칼로리 대량영양소인 탄수화물, 지방, 단백질과 저칼로리 미량영양소인 섬유질, 미네랄 비타민이 적정하게 균형이 잡힌 상태가 되면 다이어트가 자연스럽게 이루어지는 것이다. 그런데 비만의 핵심은 고 칼로리 대량영양소(탄수화물, 지방, 단백질)은 축적이 가능하지만 미량영양소인 섬유질, 미네랄, 비타민은 축적이 일부분만 이루어진다.

그렇기 때문에 전략식단의 핵심은 저칼로리 미량영양소인 섬유질,

미네랄, 비타민의 균형이 가장 중요하다. 그 미량영양소는 반드시 따로 충분히 섭취해 주어야 하는 이유는 대량영양소의 균형이 그 만큼 중요한 작용을 하기 때문이다.

특히 대량영양소를 소비하는데 반드시 필요한 비타민은 비타민B군으로서 반드시 섭취를 해야 한다. 비타민B군이 에너지 대사과정 중에 필수적인 보조효소로 작용하여 에너지 대사와 스트레스를 해결하는 데 반드시 필요하다.

그렇기 때문에 전략식단에 비타민의 섭취는 필수적이며, 보충제로 비타민B군은 준비하는 것이 바람직하다. 비타민B군은 그 효과나 역할에 비해 위험도가 아주 낮은 안전한 비타민에 속한다. 수용성 비타민이므로 과량으로 섭취할 경우 필요한 양만 소비되고 나머지는 모두 소변으로 배출되기 때문이다.

그 다음으로 권하는 비타민은 피부와 면역계에 작용하는 항산화비타민 삼총사, 비타민A, C, E이다. 이 세 가지 비타민은 비타민의 에이스ACE라고 불릴 만큼 중요한 일을 한다.

다이어트를 위하여 소식과 편식을 하면 과산화물질을 보통보다 더 많이 생성하는데, 이러한 과산화물질들로부터 우리 몸을 보호하여 면역계를 강화하고 노화를 방지하는 역할을 한다.

미량영양소로 섬유질과 미네랄은 채소와 과일, 다이어트 식품으로부터 얻어야 한다.

그렇게 하면 자연스럽게 다이어트의 전략식단을 마련할 수 있는 것이다.

다이어트 전략식단의 대표적인 식품

식물성 단백질의 보고 - 콩

캡사이신의 에너지대사 작용 - 고추

뚱뚱한 토크쇼 스타 오프라 윈프리는 매일 고춧가루를 소량씩 먹었다고 한다. 일본에서는 고추를 이용한 다이어트 음료가 나오기도 했다. 고추의 매운맛을 내는 캡사이신이 에너지 대사와 관련된 신체의 교감신경을 활성화해 열량 소모를 늘려주는 것. 고추를 먹으면 섭취한 칼로리의 약 10%를 소모할 수 있다.

섬유질과 미네랄의 균형 - 다시마

다시마 10장의 열량은 고작 20kcal이다. 그러나 섬유질이 풍부해 먹으면 포만감이 들 뿐더러 다시마의 끈적끈적한 성분은 지방이 몸속에 흡수되는 것을 막아 준다. 변비와 숙변 제거에도 탁월한 효과가 있다. 다시마를 싫어한다면 미역도 좋다. 미역의 요오드 성분이 갑상선 호르몬(티록신)을 만들어 피하 지방을 분해해 주기 때문이다.

고지방질을 녹여내는 힘 - 양파

기름 기투성이 음식을 먹고도 중국 여자들이 날씬한 몸매를 자랑하는 비결은 양파이다. 매운맛을 내는 유화프로필 성분이 섭취한 영양소가 지방으로 변하는 것을 막아주고 콜레스테롤 같은 고지방을 녹여낸다. 유화프로필은 생양파에 많으므로 고기 먹을 때 날것으로 먹는 것이 효과적이다.

숙변제거와 체내독소 제거 - 당근

당근은 숙변으로 인해 몸이 무겁고 피부에 트러블이 생겼을 때 먹으면 '속 시원한' 효과를 볼 수 있다. 간을 정화시켜 체내 독소를 배출하고 피부까지 고와지게 만드는 고마운 식품이다. 다이어트 중에는 감기 등 잔병에 걸리기 쉬운데, 당근의 비타민 A는 병원균에 대한 저항력을 높여준다. 익히지 말고 생으로, 또는 당근주스로 만들어 먹는 것이 좋다.

복부지방의 분해에 최고의 효과 - 초마늘

날것보다는 오일이나 식초에 숙성시켜 먹을 때 다이어트 효과가 더 크다. 식초를 첨가한 마늘 분말을 요구르트에 섞으면 맛있는 디저트가 된다. 저민 마늘을 올리브 오일에 담가 먹어도 좋다. 콜레스테롤 수치를 낮추고 체지방을 연소시키며 변비로 아랫배가 나온 사람, 부기가 심한 사람에게 효과가 탁월하다.

밥보다 배부른 음식 - 감자

같은 칼로리만큼 섭취했을 때 어떤 음식이 가장 배가 부를까? 호주 시드니대학의 실험 결과 1등은 바로 감자이다. 포만감을 충분히 느낄 수 있으므로 밥 대신 먹어도 배고픔에 시달리지 않는다. 식이섬유인 펙틴이 변비와 설사를 동시에 예방할 뿐더러 위궤양에도 효과가 있어 다이어트 중 속 쓰림으로 고생하는 사람에게 특히 좋다.

부종에 최고의 효과 - 호박

식물성 섬유소인 펙틴이 이뇨작용을 도와 얼굴, 다리 등의 부종을 없애준다. 또 호박의 과육이나 씨에 들어 있는 파르무틴산은 피의 흐름을 좋게 하고 혈액 중의 콜레스테롤을 줄여준다. 풍부한 필수 아미노산이 신체 장기의 활동을 활발하게 하여 칼로리 소모를 늘려주는 효과도 있다. 다이어트 중에는 영양 불균형으로 피부가 까칠해지기 쉬운데 호박의 비타민 A는 신진대사를 도와 피부를 윤기 나게 가꿔준다. 특히 단호박은 카로틴이 풍부하고 소화흡수가 잘되며, 섬유질이 많아 변비 예방에도 효과적인 식품이다.

포만감과 스트레스를 동시에 해결 - 토마토

다이어트 스트레스를 없애준다. 다이어트 중이라 해도 80% 정도의 포만감은 느낄 수 있어야 불안, 초조, 우울증 같은 스트레스가 없다. 토마토는 100g에 6kcal로 열량이 매우 낮지만 적게 먹어도 배가 든든할 뿐 아니라 비타민, 칼슘, 칼륨, 구연산 등이 풍부해 스태미나가 떨어지지 않는다. 소식을 해도 기운 빠질 염려는 없다.

섬유질과 포만감을 채워주는 효과 - 양배추

독일의 페터 슐라이허 박사는 양배추를 수프로 만들어 밥 대신 수시로 마시면 일주일에 평균 4~6kg가 빠진다는 임상실험 결과를 발표한 바 있다. 케이트 윈슬렛, 샤론 스톤, 미셸 파이퍼 등 숱한 할리우드 스타들이 열광한 이 수프는 양배추, 피망, 당근, 양파, 셀러리, 토마토를 썰어 냄비에 넣고 1시간쯤 뭉근하게 끓이면 완성이 된다.

섬유질과 미네랄의 절묘한 조화 - 샐러리

마요네즈 광고에나 나오던 셀러리가 각광받기 시작한 건 '덴마크 다이어트'에 소개되면서부터이다. 칼로리가 거의 없는 대신 조혈 작용을 하는 철분이 풍부해 다이어트식에 부족한 영양을 보충해 준다. 생으로 씹어 먹거나 즙을 내어 먹는 게 정석이다. 특유의 역한 향과 쓴맛이 거북하다면 수프로 만들어 저녁 대신 먹는 것이 효과적이다. 셀러리, 당근, 감자, 토마토, 양파 등을 육수에 넣고 끓이면 된다.

불필요한 체내 수분배출 - 팥

수분이 과다하게 쌓이면 지방 또한 쉽게 축적된다. 팥의 사포닌 성분은 이뇨작용을 도와주기 때문에 부기가 그대로 살이 되는 체질이라면 수분을 빼주는 것만으로도 감량 효과를 볼 수 있다. 체내 지방을 분해, 에너지로 바꿔주는 비타민 B1도 풍부하다. 매끼 식사 전에 삶은 팥을 1~2스푼 정도 복용하면 효과적이다.

TIP

음식의 컨셉이 다이어트 전략식단의 키포인트

많은 주부들이 시장바구니를 들고 고민을 한다.

치솟는 물가와 수입품에 대한 불안감은 기본이고, 무슨 음식을 준비할 것인지에 대해서 생각을 해야 하기 때문이다.

"오늘은 무엇을 먹어야 할까?"

심한 경우 "무엇으로 한 끼를 때우지" 하는 고민까지 다양하게 나타난다. 예전엔 가끔씩 남자인 나로서도 혼자서 식사를 해결할 때 해야 할 정도이니, 당연한 일이다. 무엇을 먹는다는 것, 음식은 인체에 실질적인 영향을 미치기 때문에 그만큼 중요한 선택의 기로에 놓인다. 그러나 음식의 컨셉을 명확히 하고 식단을 혁신하고자 한다면, 더 이상의 고민은 하지 않아도 된다. 기본적으로 7대 영양소를 충족시킬 수 있는 음식의 컨셉이 정해지면, 수학공식처럼 답을 찾기가 쉽기 때문이다. 나는 체질연구를 통해서 음식의 컨셉을 정한 이후에는 더 이상의 고민을 하지 않는다. 사랑하는 가족의 에너지관리를 위해 식단을 혁신하기로 한다면, 음식의 컨셉은 다이어트 전략식단으로 정하는 것이 바람직할 것이다.

음식의 컨셉과 다이어트 전략식단 정하기

1. 최상의 건강식으로 자연식을 기준으로 정한다.
2. 7대 영양소를 충족할 수 있는 기본 매뉴얼을 정한다.
3. 철저히 가공식품은 피하고 저칼로리 미량영양소(섬유질, 미네랄, 비타민)으로 채소류와 과일류를 필수항목으로 정한다.
4. 육식과 생선류, 계란(육식 자연식)은 보양식으로 메뉴목록을 정한다.
5. 자연식 별미는 다이어트 전략식단의 범위 안에서 주간 단위로 정한다.
6. 필수선택을 할 수 있는 가족의 전략식단을 정한다.
7. 2주간의 식단에 대한 계획을 세워 시장목록을 정한다.

TIP

　음식에 대한 컨셉을 정하면 가족의 구성원에 따른 식단 혁신의 꿈과 비전을 세우고 목표를 정해야 한다. 예를 들면, 수험생 자녀가 있을 경우, 수험생 식단을 별도로 짜야 하며, 생활습관병이 있는 어른이 있다면, 자연치유의 식단을 짜는 방식이다. 최상의 식단은 다이어트가 되면서도 영양균형이 잘 잡힌 것이다.

　주부는 가정의 CEO이자 가족의 팀 감독이며 팀 닥터로서의 역할을 수행하기 위해서 반드시 식단에 대한 전략을 세워야 한다. 나는 체질연구가로서, 식사를 하거나 가끔씩 음식을 준비해야 할 때에는 조금도 고민을 하지 않는다. 이미 전략식단을 지니고 있기 때문에 식료품을 사는 전술 행동에 조금도 망설일 것이 없기 때문이다. 중요한 것은 최상의 에너지 식단을 준비하는 것이 아닐까. 기본적으로 음식의 컨셉을 정하기 어려우면 복잡한 밑반찬, 김치 담그기, 국거리, 탕재료, 한식요리 등을 잊어야 한다. 자연식은 복잡한 것을 버리고 단순화하는 식단이다. 자연 그대로의 식자재를 가공식품이나 첨가물 없이 그대로 섭취하면 된다. 복잡한 요리나 다양한 음식종류를 최대한 줄이고 단순한 식단을 짜는 것이다. 복잡한 한식요리의 양념 만들기나 정성을 떠나서 자연 그대로의 식자재를 그대로 먹을 수 있도록 선택하는 것이 최상의 음식 컨셉이 되는 것이다. 그러자면 영양결핍의 두려움을 버리고 에너지 강화의 식단을 만든다는 목표지향적인 열정이 필요할 뿐이다. 자신의 가족을 위한 음식의 컨셉은 그렇게 단순하게 자연식으로 정하면 되는 것이다.

Chapter 06

자연식으로 섭취하는 육식의 힘

자연식으로 섭취하는 육식의 힘

소고기를 먹는 민족이 왜 세계를 정복할까

소고기를 먹는 민족이 세계를 정복했다.

역사적인 사실이다. 징기스칸의 몽골과 로마, 영국, 프랑스, 그리고 유사이래. 최강 국가라고 일컬어지는 미국의 공통점은 소고기가 주식이다. 몽골의 병사는 두 마리의 말을 끌고 다녔는데, 한 마리는 타고 나머지 한 마리는 소고기 한 마리를 잡아서 건조시킨 전투식량으로 6개월분의 전투식량이었다. 그들은 몽골에서는 양고기를 주식으로 했지만 세계정복에 나서면서 소고기를 주식으로 전환했다. 로마를 비롯한 유럽의 강국도 마찬가지이다. 양식을 보면 스테이크가 주메뉴이다. 그들은 의심할 나위 없이 소고기의 등심이나 안심을 즐겨먹었고 강력한 에너지로 정복국가가 되었다.

양식에서 완전 채식만은 거의 없다. 유목을 하는 그들로서는 소고기와 우유가 거의 주식이라고 해도 과언이 아니다. 그 중에서 특히 미국은 세계 최고의 소고기 생산 국가이면서 동시에 소비국이다. 예외가 있다면, 독일이다. 독일은 돼지고기 소비량이 많은 국가로서, 1차 세계 대전과 2차 세계 대전을 일으켰지만 뒷심이 딸려 패망했다. 소고기를 주식으로 하는 미국을 비롯한 연합군에 의해 처참하게 패망을 하고 만다. 이러한 역사적 사실은 단편적인 것이라고 생각할 사람도 많을 것이다. 그러나 엄격하게 분석해보면, 소고기의 성분이 채식을 비롯한 다른 식단에 비해 압도적으로 아미노산을 비롯한 영양성분이 많다는 것은 부정할 수 없는 사실이다. 채식을 비롯한 해산물에 비해 압도적으로 고가인 것만 보아도 그 영양 가치를 가늠할 수 있다.

결론적으로 소고기를 먹는 민족이 세계를 지배할 영양에너지와 힘을 지니는 것은 당연하다.

그렇다면 왜 소고기를 먹는 민족이 부강한지를 영양학적으로 살펴보자.

소고기의 성분을 보면 소고기가 다른 고기에 비해 성분상으로 가장 균형이 잘 이루어져 있으며, 수분을 제외한 고형분의 80%가 단백질이며 특히 유아의 발육에 없어서는 안 될 필수아미노산이 많이 함유되어 있다. 다만 소고기에는 비타민A 또는 C, 섬유질과 당류가 적기 때문에 비타민 A, D, C의 함량이 많은 야채, 과일 등을 곁들여 먹는 것이 이상적이다.

그래서 양식을 보면 샐러드와 과일을 곁들여 먹는다. 소고기를 한의학적으로 보면, 육류로 먹는 소는 뿔이 난 동물로서 강한 양기를 지니고 있다. 실제 가축 중에서는 최고의 힘을 발휘하며 최고의 보양식이기도 하다.

에너지성분으로 보면, 소고기만큼 강한 파워를 낼 수 있는 음식은 없다. 그렇기 때문에 소고기를 먹는 민족은 자연 근골이 발달하며 키가 크고 힘이 좋다. 반면에 채식국가의 평균 신장은 어떠한가. 키가 작고 근골이 약하며 전반적으로 힘이 약하다.

　우리나라를 예로 들어보면, 전통적으로 우리나라는 불교의 윤회설에 영향을 받아 소를 신성시하는 풍습이 있다. 소를 조상이라고 생각하거나 가족처럼 생각하는 풍습도 그렇거니와 벼농사의 주요한 일꾼으로 간주하기 때문에 도살을 금기시했다. 잔치 날에는 주로 소 대신에 돼지를 잡았으며, 소고기를 먹을 기회란 일 년에 한, 두 번이 고작이었다.

　동북아의 인종별 키와 국력을 비교해보면, 소고기 소비량과 키, 국력의 상관관계를 잘 알 수 있다. 일본과 한국, 대만이 평균적으로 키가 크고 국력이 좋은 반면에 여전히 육식을 제대로 하지 못하고 채식중심의 식단을 지닌 북한을 비롯한 저개발 국가는 어떠한가. 넓은 의미에서의 비교이지만 명확하게 소고기 소비량과 평균 키와 몸무게, 그리고 국력의 관계는 나타난다. 그런데 왜 난치병 환자들이나 일부 의사들은 그렇게 육식을 금할까?

　MBC 스페셜의 "목숨 걸고 편식하다."의 프로그램에서 자연식을 주장하거나 고기, 생선, 계란 우유를 금하라는 채식주의 주장을 하는 4분의 인터뷰를 보면 공통점이 있다. 그들은 이미 60대에 가까운 세대들로서, 40대 중반 이후부터 채식주의를 선택했다. 특히 자연식으로 암을 고쳤다는 분의 주장은 맞을 수가 있다. 그러나 암 발병 이전의 채식을 거의 하지 않은 식성으로 육식만을 고수한 체질로서는 채식이 당연히 약이 될 수밖에 없다.

　50대에 접어 들어가는 시기에 산으로 들어가서 자연식을 하거나 산속에서 살며 채식을 하는 방식은 보편적인 건강법이 될 수 없다. 치열한 경쟁사회에서 강한 에너지를 필요로 하는 젊은 세대들에게까지 채식 만병통치 설을 주장하는 것은 이치에 맞지 않다.

젊은 시절 잘못된 육식 섭취로 인한 산성화의 식원병을 자연식 채식으로 치유하는 것은 당연한 것일 뿐이다. 또 한 가지 이상한 점은 왜 세계적인 장수국이나 장수촌은 육식을 하고 있는가 하는 점이다. 주지하다시피 일식은 생선이 주류이고 장수촌의 야쿠르트는 유제품이며 그들은 대개 육식을 한다.

문제의 핵심은 제대로 된 육식을 하지 않을 경우에 식원병이 생긴다는 점이다. 세계를 정복한 소고기 주식의 국가는 단명 국가가 아니었다. 한 때 육류를 거의 접하지 못하는 가난한 채식국가인 우리나라가 오히려 단명 국가였다. 그렇다면, 거시적인 관점에서 단순히 소고기를 육식으로 피를 탁하게 한다고 비판할 것이 아니다. 양식을 잘 살펴보면, 그들의 스테이크에는 풍부한 샐러드와 과일이 반드시 있다. 제대로 된 육식문화가 정착이 되지 않은 국가에서야 육식의 문제점이 많을 뿐인 것이다.

우리나라의 육식문화를 보면, 소고기는 귀해서 옛날에는 국거리로 겨우 맛을 보았을 뿐이며, 제대로 된 섭취방법이 없다. 80년대 이후의 소고기 섭취문화를 잘 분석해보면 등심과 안심, 치맛살, 설도를 비롯한 구이를 먹을 때, 과연 샐러드와 과일을 같이 섭취했는가를 살펴보아야 한다. 우리나라의 소고기 섭취문화는 기껏해야 상추와 깻잎이며, 그것도 쌈으로 몇 번 싸 먹다가 고기만 골라먹는 것이 고작이다. 소고기 구이 후의 과일 후식도 거의 없다. 그런 잘못된 식생활을 보고 육류의 폐해만 비판하여야 할 것인가를 잘 생각해보아야 한다. 육식은 성장과 에너지 강화를 위한 필수적인 선택이다.

그러므로 육식을 비판할 것만 아니라, 식단궁합에 맞지 않는 소고기 섭취의 문제점을 개선하는 것이 중요하다. 소고기는 양념갈비나 양념불고기로 간장과 소금, 고추, 파와 마늘이 범벅이 된 짜고 매운 맛에 짠 된장찌개로 최악의 식단궁합이다. 샐러드와 과일이 들어갈 공간이나 식성의 배합이 완전히 무시된 식단이다.

따라서 진정한 국력을 위해서는 제대로 된 소고기 섭취의 식단궁합을 맞추어야 하며, 올바른 식생활지도가 이루어져야 할 것이다.

맵고 짠 음식을 먹는 채식국가의 식단

세계의 역사를 살펴보면, 채식국가는 언제나 육식국가에게 정복을 당했다.

소고기를 먹는 민족이 정복을 했고 채식국가는 식민국가로 굴욕과 억압을 당할 수밖에 없었다. 그 이유는 영양학적으로 에너지가 딸리며 힘이 없기 때문이 아닐까?

동물의 왕국에서도 마찬가지이다. 포식동물들은 언제나 초식동물을 호령하며 지배한다. 초식동물들은 육식동물을 두려워하며 항거할 힘을 포기하고 언제나 도망가기에 바쁘다. 적자생존의 자연법칙이 인간의 역사 속에서 여지없이 드러난다.

채식국가가 국력이 반드시 약하다는 등식은 성립하지 않지만, 역사적으로 보면, 육식국가에서 채식국가로 전환한 티베트를 보면 현저한 국력저하가 되며 중국에 합병된 것을 볼 수 있다. 그들은 불교를 받아들이기 이전에 육식국가이며 강력한 북방 강대국이었다. 그러나 티베트불교를 받아들이며 벌레 한 마리도 죽일 수 없는 채식국가가 되며 국력이 약화되었다.

우리나라의 역사를 살펴보아도 마찬가지이다. 대륙을 호령하는 고구려는 육식국가였다. 다양한 채식문화를 자랑하는 백제는 어떻게 되었는가. 신라는 육식과 채식의 문화가 고르게 발달되어 있었기 때문에 삼국통일의 위업을 이룰 수 있었다.

삼국시대의 식생활습관은 지금시대에도 지역성 식단에 드러나서 지역적 성향을 대변한다.

채식위주의 강원도와 충청도, 육식보다는 채식이 더 발달된 경기와 서울, 육식이 채식보다 발달된 경상도 음식, 육식과 채식이 고르게 발달된 전라도 음식으로 지역적 편차는 기질에서 많이 드러난다. 맵고 짠 음식이 주류인 경상도와 전라도가 다혈질이 많지 않은가.

그러한 관점에서 보면, 채식국가의 식민지 식단은 묘하게도 공통점이 있다. 채식국가는 대부분 쌀을 비롯한 잡곡이 주식이고 정복국가는 밀이 주원료인 빵을 주식으로 한다는 점이다. 또한 정복국가의 식단은 담백하고 고소한 맛의 식단이 많고 식민지 식단은 맵고 짠 음식이 많다는 점이다.

실제로 양식이나 징기스칸의 샤브샤브, 일식은 맵거나 짠 맛이 없다. 반면에 우리나라, 필리핀, 멕시코, 베트남, 태국 등 동남아 식민지 국가는 거의 음식이 맵고 짠 성분이 많다. 태국은 외세의 지배를 받은 적은 없지만 태국의 왕족은 전통적으로 중국계가 지배하는 내부적 식민지국가이다. 왜 그런 현상이 있을까?

그 이유는 식민지 식단은 과도한 노동력 착취와 억압, 그리고 스트레스로 인해 열량을 일으키는 맵고 짠 음식이 발달한 것이라 추정이 된다. 정확한 과학적 자료를 논하기 이전에 한반도에서 모든 문화문물을 수입한 일본이 맵고 짠 음식문화는 받아들이지 않는 것이 단적인 추정을 가능하게 한다. 반드시 그렇다고는 볼 수 없다고 해도, 맵고 짠 음식은 내적인 다혈질만 일으킬 뿐이지 실질적인 외부세계에 대한 에너지의 발산력은 떨어진다.

다행스럽게도 우리나라는 해방이후 급속한 서구화의 물결을 타고 음식문화의 충격을 받아 상당이 많은 가정에서 식단의 변화가 진행되고 있다.

식민지 식단의 영향을 벗어나서 담백하고 순한 자연식 식단으로 전화하는 시점에 진입한 것이다. 식원병의 자연치유의 관점에서 보면 당연히 그래야 하며, 자연식으로 전환하여야 건강하며 실제 에너지가 충천하는 선진국가로서 도약할 국력을 함양하게 되는 것이다.

나는 졸저 "부자체질, 가난한 체질"을 집필하기 위해 많은 부자들과 식사를 하면서 묘한 몇 가지 특징을 발견한 적이 있다.

그들은 대개가 맵고 짠 음식을 싫어하며 담백하며 순수한 자연식을 좋아한다는 점이었다.

국물을 남김없이 비우거나 고기만을 골라먹는 식성도 찾아볼 수 없었으며, 자극성 강한 음식보다는 자연식을 선호하는 것은 거의 공통적이었다.

그렇다고 그들이 전통한식을 외면하거나 비판했다는 것은 아니다. 일반적으로 보통 사람들이 좋아하는 맵고 짠 음식을 좋아하지 않는다는 것이 특이했던 것이다.

그러한 점은 체질적으로 보아도 이해가 될 수 있다. 체질 자연식 상담을 하며, 건강하지 못한 사람들의 2주일 식단을 물어보면, 대개가 자극성 있는 음식이 많았다. 드물게 자연식을 한다고 영양성분이 매우 결핍된 편식을 하는 분들도 있었다. 밥과 김치가 그 대표적인 식단이다. 밥이 보약이라는 격언을 철저히 신봉하며 밥과 김치, 혹은 밥과 된장찌개만으로 식단을 꾸리는데, 그 정도의 영양성분으로는 건강을 자신할 수 없는 것은 당연한 일이었다.

물론 그들 중에 극히 일부분은 식비를 줄이기 위해 초라한 편식을 하는 경우도 있었다. 그들의 식단은 체질적으로 볼 때, 참 위험한 선택이다.

모든 정신과 육체가 음식으로 구성되고 병의 근원이 먹거리에 있다는 것을 간과한 셈이다. 더욱이 식단의 혁신으로 에너지가 충천해야 건강을 넘어 성공의 문턱을 넘을 수 있다는 것을 모르는 것은 큰 손실이다. 따라서 진정한 건강 즉 아프지 않고 병이 없다는 것이 아니라, 에너지가 넘치며 성공에너지를 일으키려면 식단의 건강혁명을 반드시 실행해야 한다.

시간과 비용을 획기적으로 줄이면서도 최상의 건강혁신을 할 수 있는 자연식의 식단을 지금 당장 시작해야 하는 것이다.

약초의 효과를 내는 서양식 육식과 샐러드의 파워

"서양인들은 보약을 먹지 않는데도 건강하기만 합니다."

얼마 전 약초의 효과에 대해 설명을 하는데, 미국유학을 갔다 온 지인 한분이 이런 말을 했다. 그는 덧붙여 말했다.

"그들은 약초의 이상한 맛을 도저히 견딜 수 없어하고 실제 보약을 먹지 않아도 에너지가 넘치는 사람이 많습니다. 대학에서 공부를 하면 보약 먹고 자란 동양인 학생들이 따라갈 수 없을 정도의 체력을 자랑합니다. 서양인 학생들은 체력이 좋은 경우, 3일, 4일 밤을 새워 공부를 하고도 멀쩡하게 생활하고 운동까지 하며 체력적인 우위를 확실히 점합니다. 그래서 어지간한 악바리 기질이 없으면 그들의 체력을 따라갈 수 없습니다."

맞는 말이다. 서양인들은 실제 보약을 먹지 않고 몸에 좋다고 해도 마시지를 못한다. 또 다른 관점에서 보면 보약을 먹어야 할 필요성을 못 느끼는 경우가 많다. 그렇다면 동양인은 왜 보약을 먹고도 비실거리는 사람이 더 많을까?

미국이 세계에서 최고로 암환자가 많고 보험으로 인해 국비가 엄청나게 소요된다는 사실을 근거로 반박할 사람도 있을 것이다. 그러나 유럽과 달리 미국은 냉장고 식단의 폐해가 가장 심각한 국가로 가공식품과 냉장, 냉동식품으로 병이 많이 유발되고 있을 뿐이다. 유럽이나 남미, 아프리카 같이 보약을 먹지 않는 국가가 체력이나 평균수명이 오히려 낫다.

그러한 관점에서 보면, 아시아의 보약은 체질적 균형을 잡기 위해 필요한 것으로, 서양인에 비해 상대적으로 체질불균형이 잘 일어난다는 증거이기도 하다. 서양의 식단에 비해 영양에너지 결핍이 많은 식단으로 체질불균형이 생겼을 때, 말 그대로 보약은 약화된 에너지를 보충하는 작용을 했던 것이다.

체력이나 평균수명에 있어 아시아보다 더 좋은 조건의 유럽이나 아메리카, 오세아니아 주의 사람들은 왜 보약이 필요 없을까? 그들은 보약의 효과를 내는 육식과 샐러드, 과일의 균형식단을 유지하기 때문이다. 그들의 샐러드와 과일은 약초의 성분처럼 체질의 균형을 잡아주는 효과를 드러낸다. 또한 그들의 육식과 샐러드, 과일의 식단은 체질적 불균형이 일어나지 않은 균형 잡힌 성분으로 건강관리를 하게 한다.

서양식 샐러드를 살펴보면, 그러한 사실을 알 수 있다. 예를 들면 아스파라거스는 한약재 맥문동의 줄기로서 일정부분 약성을 지니고 있고 치커리, 샐러리, 브로콜리, 양상추 등의 채소류와 레몬, 오렌지 등의 과일은 풍부한 비타민과 각종 영양소를 함유하고 있다. 또한 그린 샐러드에 양파를 넣게 되면 훌륭한 스태미너식품이 된다. 그 이유는 정력을 좋게 하는 신진대사를 왕성하게 하여 젊음을 주는 것이 그린 샐러드와 양파의 배합이다.

샐러드의 힘은 식단의 균형이 보약의 효과를 드러내고 있는 것이다.

실제 미국에서 거주하는 재미교포를 만나서 대화를 해보면, 거의 보약을 먹을 필요를 못 느낀다고 한다. 그만큼 식자재가 좋으며, 균형 잡힌 식단을 유지하고 있다는 것을 알 수 있다.

반면에 아시아 국가는 거의 모든 물질문화를 서구에서 받아들였으면서도 식단의 과학적 구성 비율은 여전히 외식문화 정도로만 받아들이는 경향이 있다. 지역적 특성이나 식자재의 공급 때문에 전통식을 고수하는 것은 당연한 일이다. 그러나 진정 건강에 도움이 된다면, 식단의 혁신은 반드시 고려하는 것이 바람직하다.

인간의 삶은 건강을 유지하는 것에서 비롯되고 건강을 잃음으로서 모든 것이 끝나지 않은가. 전통을 고수하는 것도 좋지만 전통의 바탕에서 보다 과학적이며 효과적인 문화나 문물을 받아들여 혁신하는 것이 더 도움이 될 것이다.

나는 미국에서 유학을 다녀온 지인에게 이렇게 말했다.

"한국에서도 자연식을 제대로 실행한 사람은 이미 보약을 찾지 않은지 오래되었습니다. 한약이 보약제이기도 하지만 치료의학으로 세계화하려는 시점이기 때문에 미국이나 유럽과 비교하는 것은 별 의미가 없습니다. 약초는 3000년간 인간을 대상으로 임상실험이 된 분야이기 때문에 나름의 가치가 매우 높습니다."

그가 완전히 이해를 하지 못하는 것 같아 덧붙여 말했다.

"자연의학의 관점에서 보면 약초는 체질균형을 잡아주는 최상의 효과가 있습니다. 현대의학으로 치료하지 못할 난치병이나 각종 증상들은 한약이 해결하는 경우가 많습니다. 약초는 제 7대 영양소로서 탁월한 치유력이 있습니다."

나는 약초의 효과를 인정한다. 그래서 육식과 샐러드, 과일을 비교하자는 것이 아니다. 영양성분이 고르게 배합이 된 식단이라면 그 자체가 약이 될 수 있고 보약이 될 수 있다는 것을 강조하고자 한다. 약초 역시 체질의 균형을 잡아주는 최고의 영양소로서 반드시 필요하며, 탁월한 효과가 있음을 알고 있다. 다만 무엇을 먹거나 먹지 않는 것이 중요한 것이 아니라, 얼마나 유익하거나 유해한지의 여부가 건강의 관건이고, 완전한 건강을 위해서는 7대 영양소를 고루 섭취하는 것이 바람직하는 것이다.

세계 최고 장수국인 일본의 식단혁신

일본은 우리나라 사람들보다 평균 수명이 3년 이상 길다.

수치적으로 3년은 대단하지 않는 것 같지만, 평균적으로 그렇다면, 5000만 명 곱하기 3년을 더해보면, 몇 년이 될까? 무려 1500만년이나 오래 산다는 뜻이다. 놀라운 편차가 일어난다. 그들은 왜 그렇게 오래 살까?

한 때 일본은 왜놈 혹은 쪽발이로 불리며, 조선시대까지만 해도 키가 작고 왜소하며, 뻐드렁니의 치아가 많은 야만족으로 분류되었다. 실제 그들의 종족은 남방계가 많아서 왜소하며 치아의 상태가 나쁜 사람들이 많았다. 그런 상황은 단백질 섭취가 부족하고 칼슘성분이 부족해서 성장이 안 되고, 치아발육이 잘 안되어 그런 형상을 이루었다는 뜻이 된다.

왜소하다고 왜놈이라고 불렸던 일본인은 임진왜란 이전의 역사서엔 우리나라 사람들을 묘사할 때, 장대하고 강건하다는 표현을 썼다. 그랬던 그들이 언제부터인가 서구화되어 키가 크고 뻐드렁니 치아도 거의 없어졌으며 근사한 마스크의 인물들이 대량 생산되었다.

인종개량을 한 것처럼 달라진 그들의 모습은 어떻게 된 것일까? 그에 대한 해답을 찾기 전에 북한의 동포나 연변의 동포를 생각해보면 충분한 힌트를 찾을 수 있을 것이다. 동일한 민족인데도 분단 60년 만에 남한과 북한의 키와 외모는 엄청나게 차이가 나지 않는가. 우리나라 사람들은 서구화되고 북한 사람들은 왜소하고 몽골족 특유의 특징을 그대로 많이 지니고 있지 않은가. 혹자는 성형수술 붐을 예로 들겠지만 성형수술하지 않은 상태로만 보아도 북한사람들과는 분명히 차이가 있다.

일본의 경우, 70년 대 초반까지만 해도 청년들은 키가 컸고 인종이 거의 개량이 된 수준이었다. 그 후에 우리나라가 눈부신 경제성장을 하면서 빠르게 키와 인종개량이 이루어져 지금은 일본과 비슷한 수준을 유지하고 있다.

일본의 인종 개량 설은 마치 거짓말처럼 현실화된 사실이다. 지금의 일본인들은 한국인과 거의 구별하지 못할 만큼 장대하고 강건해졌으며 서구화되었다. 그 이유가 어디에 있을까?

나는 체질 자연식 강연에서 이렇게 말한 적이 있다.

"일본은 명치유신부터 식생활개선을 시작했습니다. 네덜란드 인들이 키가 크고 힘이 세며 머리가 좋다는 점을 유심히 본 그들이 그들의 식생활을 따라 개선한 것입니다. 그들은 밀가루를 주식으로 하고 소고기를 많이 먹습니다. 그래서 일본에서는 우동과 소고기를 상식으로 하기 시작했습니다. 천년영웅 칭기즈칸의 몽골족은 소고기를 주식으로

했고, 로마, 영국, 미국, 중국도 소고기를 상식으로 하고 밀가루를 주식으로 하고 있습니다. 반면에 동남아를 비롯한 한국 등의 쌀 주식 민족은 정복을 당했습니다. 역사적인 사실입니다."

실제 일본인들은 명치유신 이래 식생활개선으로 인종개량을 부지런히 했다.

일식을 보면, 그들은 기본적으로는 우리나라 서울 식단과 비슷한 밥과 생선, 야채, 미소된장국, 반찬 한두 가지 정도이다. 하지만 생선과 육류의 비율은 우리나라 보다 높고 탄수화물의 섭취는 우리보다 낮다. 대중적인 음식은 밀가루 중심의 우동과 메밀우동, 스시, 그리고 육식의 덮밥 등 육식과 빵, 야채류 등의 식단을 발견할 수 있다. 그들은 식단의 혁신을 통해서 체질적 균형을 바로 잡아 성장과 외모의 변화를 일으킨 것이다. 특히 서구화된 도시문화 중심의 생활환경 역시 외형의 변화를 많이 가져온다.

예를 들자면, 숲이 많은 지역에서 자란 사람은 평균적으로 코가 낮고 이마가 좁다. 반면에 숲이 없고 공기가 탁한 지역에서 자란 사람은 평균적으로 코가 크고 이마가 넓다. 아마도 설마 그럴까 하는 생각이 들 것이다. 그러나 엄연한 사실이다. 인간의 코는 코끼리의 코처럼 자연환경에 따라 변화가 있다.

숲이 많은 지역의 아시안 들은 대체로 코가 낮고, 숲이 적고 찬 공기와 탁한 공기에 노출된 유럽, 러시아인들은 코가 크고 이마가 넓다. 그러한 맥락에서 육류를 많이 섭취한 사람일수록 코가 커질 수 있는 것도 맞는데, 그 이유는 육류소화를 위해 산소요구량이 많아지기 때문에 코가 저절로 커지는 것이다. 그런 원리로 일본의 인종개량은 식단의 혁신으로 이루어졌다. 그것도 육식문화의 정착이 큰 힘이 되었음은 부정할 수 없다.

일본의 대표적인 장수촌의 식단을 보아도 육식은 빠지지 않고 들어 있다. 나가노 현의 식단에서 한 가지 특이한 점은 붕어새끼를 튀겨서 먹거나 붕어와 잉어요리를 즐긴다는 점이었다. 비늘과 뼈를 통째로 먹는 그들의 지혜는 놀라운 것이다. 붕어와 잉어새끼는 미네랄의 보고로서, 현대인의 만성질환을 유발하는 대표적인 결핍 영양소를 보충하는 것이기 때문이다. 그뿐만이 아니라, 우동이나 메밀의 육수(육류를 끓인 물)가 무엇으로 만들어지는가. 일본의 건전한 육식문화는 장수의 비결일 뿐 만 아니라, 자연식으로서의 육식문화를 위해서 배워야 할 점이 많은 것이다.

육식의 구이로 인한 독소 해소법

자연식의 개념을 무조건 채식으로만 규정하는 것은 바람직하지 않다.

가공식이 아닌 신선한 육식을 섭취하는 것 역시 자연식이다. 자연식은 독성이 발생하지 않도록 최대한 신선도를 유지하며 섭취하는 것이다.

육식을 마치 독소섭취인 것처럼 멀리하는 것은 잘못된 개념이다. 자신은 10대에서 40대까지 육식편중을 즐기다가 병에 걸리면 그 때부터 모든 사람들이 육식을 하지 않아야 한다고 주장하는 사람들이 많다. 그들은 대부분 50대들이다. 연령별 체질로 볼 때, 50대 전후에는 해독식단으로 이미 채식으로 전환하여할 시점이다. 그런데도 모든 세대에게 채식만을 자연식이라 강변하는 것은 어처구니없는 일이다.

결론적으로 말하면, 육식이 나쁜 것이 아니다. 신선하고 질이 높은 육식 역시 자연식이다. 가공육식이 몸에 해로우며 생선구이와 육류 구이의 조리법이 문제이다. 가공육류나 직화로 육류나 생선이 구워지는 것이 나쁜 것이다.

육식의 방법에 있어 정도의 차이는 있지만 심하게 구워지면 틀림없이 나쁜 음식이 맞다.

과학적 근거로 말하자면, 고기를 굽는다는 것 자체가 고기가 탄다는 것을 의미한다.

직화로 고기가 누렇게 구워지는 것은 타지 않았다고 주장하지만 누렇게 구워진 그 상태가 이미 고기가 탄 것을 의미한다. 전기다리미로 옷을 다리다 잘못하면 누렇게 눌어 버리는 경우가 발생할 때와 마찬가지이다. 완전 연소가 안 되었다는 것일 뿐, 실제로는 옷이 탄 것이다. 육류나 생선구이 역시 마찬가지이다. 구이판은 연기가 날 때 만 탄다고 생각하지만 사실은 완전연소가 되면 연기가 아주 하얀색이기 때문에 우리 눈으로 구분하기가 어렵다. 직화로 고기를 굽게 되면 100%고기가 타게 된다는 뜻이다.

육류나 생선구이를 구울 때, 육질의 단백질과 더불어 지방이 타는 것도 아주 무서운 작용을 한다. 한양대 의대 예방의학교실 최보율 교수팀은 숯불구이를 1달에 한 번 반만 먹으면 먹지 않는 사람에 비해 위암에 걸릴 확률이 3배가 된다고 발표한바 있다. 그래서 미국에서는 숯불구이를 전면 중단시켰고 중국에서도 집진기 (연기를 없애는 시설) 시설이 없으면 식당허가를 내주지 않는다.

육류나 생선을 높은 온도에서 요리할 때, 특히 불꽃에 직접 닿을 때 암을 촉진하는 물질인 '헤테로사이클릭 아민'이 육류와 생선의 표면에 형성된다. 기름이 불 속으로 떨어지면, 음식에 닿는 연기와 불꽃에 의해 발암물질인 '다환 방향족 탄화수소'가 만들어진다. 고기를 석쇠에 굽거나 바베큐를 하거나 기름에 튀겨 먹으면 위암 결장암 직장암 췌장암 유방암 등에 걸릴 확률이 높아질 수 있는 것이다.

따라서 육류나 생선을 직화로 구우면 발암율이 높은 음식으로 변질된다는 것은 명백하다.

세계적인 장수국의 일본인들도 생선구이 때문에 위암이 늘고 있다는 보고가 있다. 발암물질이 담긴 육류나 생선은 독소가 많이 함유될 수밖에 없다.

그래서 육류나 생선의 독소를 해소하려면 조리 방법과 시간을 바꿔야 한다. 독소해소를 위한 육류조리의 방법은 다음과 같다.

육식의 독소해소를 위한 방법

1. 끓이기, 찌기와 같이 낮은 온도 조리법을 선택한다.
   튀기기나 숯불에 굽기와 같은 높은 온도 조리법은 피한다.
2. 조리 시간은 가능한 짧게 한다.
   굽기 전에 전자레인지 등을 이용, 살짝 익힌 다음 요리하면 발암물질의 발생을 줄일 수 있다. 알루미늄 호일을 이용해 생선이나 고기가 숯불에 직접 닿는 것을 방지하는 것도 좋은 방법이다.
3. 육류나 생선을 구이 할 때, 바짝 굽지 않고 적당히 굽는다.
4. 익은 고기는 바로 개인 접시로 옮겨 담아 더 이상 타는 것을 방지한다.
5. 육류나 생선구이에는 반드시 과일과 야채를 많이 준비하고 섭취한다.

나는 양념갈비를 비롯해서 직화로 굽는 육류나 석쇠로 직화 하는 생선은 먹지 않은지 15년 이상이 되었다. 가끔씩 다른 분과 식사를 할 때 불판을 이용한 구이는 먹어본 적이 있지만, 기본적으로는 구이를 선호하지 않는다. 단 소고기는 바싹 익히지 않기 때문에 불판에 반쯤 익으면 섭취한다. 그 밖의 직화구이나 노릇하게 타야 맛을 내는 구이는 일체 사양한다. 바삭하게 구울수록 발암물질이 많이 생겨 스파이음식이 되는데 먹지 않는 것은 당연하다. 명승권 국립암센터 가정의학과 박사는 "생선과 육류를 석쇠에 굽거나 튀겨서 먹으면 위암 대장암 췌장암 유방암 등에 걸릴 확률이 높아진다."고 경고했다. 실제로 국내 연구결과 불고기나 생선구이를 매일 먹는 사람은 그렇지 않은 사람보다 위암이 5배가량 많이 발생하는 것으로 나타났다. 그을음의 주성분인 다환 방향족탄화수소는 후두암 위험을 5.2배 증가시킨다. 스파이음식은 이렇게 우리의 일상적인 식단에 깊숙이 침투하고 있다.

식품의약품안전청은 벤조피렌에 대한 정확한 정보제공과 올바른 이해를 돕기 위해 문답형식으로 된 소책자 『벤조피렌에 대해 알아봅시다』를 발간, 배포했다.

다음은 문답형식으로 정리한 소책자의 주요 내용이다.

▲ 식품 중 벤조피렌은 어떻게 생성되나?
　벤조피렌은 사람에 대한 발암물질로 식품을 가열하는 과정에서 발생할 수 있으며 식품의 고온 조리시 주성분인 탄수화물, 단백질, 지방 등이 불완전 연소될 때 생성된다.

▲ 벤조피렌은 주로 어떤 식품에 있을까?
　지방 함유식품이 불꽃과 직접 접촉할 때 가장 많이 생성되므로 검게 탄 고기에는 벤조피렌이 있다. 그러므로 식품이 타지 않도록 주의해야 한다.

▲ 벤조피렌 섭취를 줄일 수 있는 방법은 무엇인가?
식생활에서 벤조피렌은 숯불구이 등에 많다. 불꽃이 직접 고기에 닿지 않도록 석쇠보다는 불판을 사용하는 것이 좋다. 가능하면 검게 탄 부분이 생기지 않도록 조리하며 검게 탄 부분은 제거하면 벤조피렌 섭취를 줄일 수 있다.

▲ 식습관을 개선하면 벤조피렌 걱정을 하지 않아도 되나?
식품 중 벤조피렌 섭취는 조리방법과 조리 정도에 영향을 받으므로 구이, 튀김, 볶음보다는 삶기, 찌기 등의 식습관으로 바꾸면 섭취량을 줄일 수 있다.

육류나 생선은 아군음식으로 육류는 기초영양소인 단백질의 공급원이고 고등어는 오메가-3 지방산이 풍부해서 고지혈증, 고혈압 등 성인병을 예방한다. 따라서 아군음식에서 스파이를 색출하는 방법으로 숯불갈비 대신 수육이 좋고 고등어구이 대신 고등어 찜으로 섭취하는 것이 바람직할 것이다.

TIP

전통한식과 양식의 다른 육식 문화

한국인의 육식문화는 돼지고기 삼겹살로 대변이 된다.

세계적으로 최대 삼겹살 소비 국가이며 동시에 지방의 맛에 길들여 있는 육식문화를 알 수 있다. 육식의 맛은 지방에서 나온다. 아이스크림의 단맛과 어우러진 유지방의 맛이나 갓 구운 빵에 발라먹는 살짝 녹은 버터의 맛, 피자 한판에 녹아 있는 치즈의 맛, 김치전의 고소한 식용유의 맛, 그 모든 맛은 지방에서 나온다. 그렇다면 왜 한국인은 그토록 지방의 맛을 좋아할까? 지방중독이라는 치명적인 해악을 무릅쓰고 삼겹살을 선택하는 이유는 서구인에 비해 유전적으로 체지방 비율이 낮기 때문이다. 거의 무의식적인 지방질에 대한 욕구가 육식문화의 저변에 깔려 있다. 그뿐이 아니다.

한국인의 육식문화

삼겹살에서 알 수 있듯 지방의 맛과 더불어 양념불고기라는 맵고 짠 맛에도 중독이 되어 있다. 즉 지방중독과 소금중독이라는 해악에도 불구하고 그 맛을 고수한다. 전통한식에서는 육류를 굽기 전에 생고기가 일단 상에 올라가므로 보기가 좋아야 할뿐더러 굽는 작은 고기 한 점에 지방과 단백질이 잘 어우러지는 것을 선호한다. 소고기는 특히 소위 마블링이라고 하는 이 지방과 단백질의 조화가 가장 잘 된 것을 최고로 친다. 마블링이 가장 잘된 것이 꽃등심 부위인데, 고가이다. 한식에서 소고기는 얇게 썰고 소금을 뿌려 구운 후에 짠 쌈장에 찍어 더 짜게 먹는다. 거기에다 김치를 구워서 먹거나 겉절이를 같이 먹으며 짠 맛을 배가시킨다. 그리고 지방과 단백질의 비율이 6 대 1인 삼겹살을 먹을 때도 채소류를 거의 먹지 않고 소고기를 먹을 때에도 채소류 즉 섬유질을 많이 섭취하지 않는다. 상추나 깻잎을 쌈 싸먹으라고 놓지만 소량이며 형식적으로 몇 번 싸 먹는 정도에 그치는 경우가 많다. 더욱이 샐러드는 찾기 힘들다. 대신에 육식을 한 후에 냉면을 선택하거나 밥과 된장찌개, 누룽지탕을 선택해서 한껏 지방질과 당질을 결합시킨다. 그러한 점은 서구인의 육식문화와 많이 다르다.

TIP

서구인의 육식문화

양식은 스테이크로 두껍게 고기를 썰어서 먹기 때문에 거의 일정한 비율의 단백질과 지방이 한 입 크기에 들어간다. 지방보다는 단백질을 중시하며, 지방질이 적은 부위인 소고기의 등심과 안심을 주로 즐긴다. 그들은 육류가 부드러운 것으로 어린 육류(송아지 엉덩이살)를 최고로 친다. 양식은 육류가 훨씬 부드럽고 성장이 아직 되지 않아서 마블링이 아직 완성되지 않은 것을 좋아한다. 마블링 즉 지방이 많은 것을 꺼린다. 조리방법도 덜 익혀서 육즙이 보존된 것을 선호한다. 또한 샐러드를 육식과 꼭 같이 섭취하며 섬유질로 지방질의 흡수를 최대한 억제하려고 한다. 육식에는 반드시 샐러드와 과일이 필수적으로 수반이 된다.

위의 단순비교를 통해서 한식의 지방질 중심과 양식의 단백질과 섬유질을 결합하는 영양에너지의 차이는 심각한 것을 알 수 있을 것이다. 전통한식의 육식문화는 벼농사 문화권에서 일 년에 한, 두 번 정도로 먹는데 적합하게 되어 있다. 반면에 양식의 육식문화는 일상적인 식사로서 영양에너지를 최적화한 것이다. 그런데 한국인의 육식문화는 일 년 내내 계속되고 있는 지금의 시대에 과연 적합할까? 육식을 무조건 나쁘다고 할 것이 아니라, 과학적인 자연식 육식문화의 정착이 절실히 요구된다고 할 수 있을 것이다.

Chapter 07

어린이의 식단은 미래의 인재를 생산하는 에너지 충전소

어린이의 식단은 미래의 인재를 생산하는 에너지 충전소

어린이의 식단은 미래의 인재개발소

"애가 밥을 먹지 않으려고 해요. 떡볶이나 과자만을 좋아해요. 어떻게 하면 좋아요."

어린이의 성장이 잘 되지 않아서 고민하는 주부의 하소연은 대체적으로 이러하다. 밥을 먹지 않는다는 것은 식탁의 혁신이 제대로 안 되고 있다는 것을 의미한다.

그런데도 밥을 먹지 않는 원인을 찾지 못하는 주부가 많다. "세 살 버릇 여든까지 간다. 는 말이 식성에도 적용이 되는데, 애들의 입맛을 제대로 찾아주지 못한 탓이다. 나는 '조선왕실의 천재교육'과 '조선왕실의 건강비법'을 집필을 위한 연구에서 어린이의 식탁이 미래의 인재개발소라는 사실을 발견했다.

확률적으로 한 혈통에서 천재가 태어날 확률이 적은데도 불구하고, 어떻게 조선왕실의 왕세자들은 그렇게 많이 천재가 되었을까? 책을 집필하며 연구한 통계치에 따르면, 조선왕실에서 천재교육을 받은 왕세자는 18명이 된다. 그런데 그 중에 후세 역사가가 인정한 천재는 세종, 성종, 영조, 정조로 4명이다. 확률로 무려 22.2%이다. 이들은 어린 왕자시절부터 천재교육을 받았고 동시에 천재를 만드는 음식을 먹었다.

조선왕실의 천재식단과 보양식은 과학적으로 입증이 될 만한 것들이었다. 아침의 조청과 보양식과 두뇌총명탕은 두뇌에너지를 최고로 높이는 식단이었다. 실제 어린이의 식탁이 두뇌에너지를 강화하도록 한다면, 천재 만들기가 가능한 것은 분명한 일이다.

어린이의 식탁이 어떤가에 따라 두뇌와 인성이 달라지는 것은 과학적으로도 이미 입증이 된 바 있다. 일본에서 음식과 어린이의 인성을 연구한 결과치는 그러한 사실을 명확하게 보여준다. 가공식과 과자를 많이 먹은 어린이가 폭력적이 되고 인성이 비뚤어져 있다는 사실을 보면, 식탁이 얼마나 중요한지를 알 수 있다. 만약 어린이가 가정 내의 식탁이 아니라, 길거리의 불량과자 혹은 패스트푸드점, 포장마차의 임시 식탁에서 떡볶이나 튀김류를 먹고 다닌다면 그 자체만으로 큰 문제가 아닐 수 없다. 성장기 어린이의 먹거리는 순수하고 담백하여야 구김살 없고 순수해진다. 그런데 온갖 불순물이나 가공 첨가제로 혼탁해진다면 인성이나 두뇌에너지가 좋을 수가 없다. 예를 들면, 시골의 어린이들이 도시의 어린이들에 비해 평균적으로 순수한 이유가 그러하다. 시골에서는 가공식품이나 과자, 각종 첨가제가 든 불량식품들을 사먹을 기회가 없다. 자연식으로 채식을 많이 하게 되기 때문에 상대적으로 순수하며 영악하지는 않지만 뚝심은 세다. 시골의 공기나 자연환경도 한몫을 하지만 근본적인 차이는 식탁에서 찾아볼 수 있다.

어린이 성장이나 인성, 성적에 대한 상담을 할 때, 반드시 식단을 물어보는데, 문제가 있는 어린이의 경우는 대개 식탁에도 문제가 있었다. 심한 경우, 맞벌이 부부로 음식을 제대로 차려주지 못하는 가정에서 자란 20대 후반의 K씨는 당뇨병에 걸려 있었다. 성격적으로 불안증이 있고 학업은 중도에 포기했으며 청년백수가 되어 우울증에 걸려 있었다. 그는 본태성 당뇨병인 것 같다며, 심한 무기력증과 우울증을 치유하고 싶어 했다.

하지만 내가 식단을 물어보고 어릴 때의 식단에 대해 질문을 하자 처음에는 회의적인 반응을 보였다.

"본태성 당뇨로 판정을 받았고 지금은 무기력증과 우울증 때문에 괴로운데, 어릴 때 식단이나 지금의 식단이 무슨 관계가 있습니까?"

대개의 사람들은 그와 비슷한 반응을 보인다. 자신이 먹은 음식이 병의 원인이 될 수 있다는 것을 모르고 있는 것이다. 나는 그에게 음식이 체질이나 인성, 질병, 특히 식원병의 개념에 대해서 설명해주었다. 그는 의외라는 표정을 지으며 말했다.

"어릴 때부터 빵과 햄버거와 콜라를 많이 먹었고 집에서 밥을 제대로 해서 먹은 기억이 별로 없습니다. 그러다보니, 입맛이 서구적으로 변했습니다. 지금도 빵이나 스파게티, 피자가 주식입니다."

그는 자신이 서구적인 식성을 가지고 있다는 식으로 식탁의 문제를 전혀 느끼지 못하고 있었다. 문제의 핵심은 그 식탁에서 식원병이 발생한 것을 모르고 지금도 병을 키우고 있다는 것인데도 모르고 있었던 것이다.

나는 그에게 이렇게 말했다.

"서구적 식성을 제대로 이해하시려면 서구의 가정식이 어떻게 차려지는지를 아셔야 합니다. 그들은 양질의 육류와 더불어 영양성분이 풍부하게 함유된 샐러드와 과일을 섭취합니다. 지금 식성은 전통서구의 식단이 아닙니다. 서구의 하류층 식단인 패스트푸드식으로 빠르고 편리하지만 식원병을 가장 빠르게 유발하는 나쁜 식성입니다."

그는 깜짝 놀라며, 그 이유를 물었다. 나는 어린이의 식탁이 미래의 인재개발소인 이유를 상세하게 설명했다. 자연식으로 영양에너지의 균형이 잡힌 식단이 성장과 인성, 두뇌에너지에 미치는 영향이 얼마나 절대적인지를 알려주었다. 그는 뒤늦게 식단에 대한 관심을 가지고 자신의 체질을 교정하였다. 그러자 몇 달이 지나지 않아 당뇨수치는 정상인에 가깝게 떨어졌고 우울증이 사라졌으며 만성무기력증이 해소되었다.

식원병은 약보다도 식단의 혁명이 더 효과적인 자연치유를 일으킨다. 그렇기 때문에 어린이의 식단은 세 살 때부터 제대로 영양에너지 공급을 해주어야 한다. 잘 먹이려고 비싼 일제 과자나 가공식품을 사 먹이는 것이 능사가 아니다. 자연식으로 아이들의 입맛을 잘 길들여야 바르게 성장하고 좋은 인성과 뛰어난 두뇌에너지를 지닐 수 있는 것이다. 따라서 어린이의 식단은 성장과 두뇌의 에너지 강화가 되도록 해야 한다. 아이들에게 가공식이나 과자의 맛에 중독되기 전에 자연식으로 길들이는 것이 곧 미래의 인재양성을 하는 기본이 될 수 있는 것이다.

먹는 대로 성장하고 인성이 형성되며
두뇌에너지가 축적된다.

성장과 유전자의 관계가 절대적이지 않다는 것은 이제 상식이다.

인류는 오랫동안 유전자의 영향을 받아왔지만, 20세기 이후 평화와 안정이 유지되고 음식 문화가 폭발적으로 발전되면서 변화가 일어났다. 북한사람과 남한사람의 키와 체격, 인성의 변화를 비교해보라. 북한사람들은 여자는 물론이고 남자라고 해도 키 170㎝ 이상이 드물다고 한다. 그런데 우리나라 청년들의 키와 체격을 보면 어떠한가.

세대별 평균적 키와 체격의 차이가 뚜렷하게 나타난다. 그뿐만이 아니다. 인성의 변화도 많고 두뇌에너지의 스케일도 다르다. 예를 들면, 20년 전의 중학생 교과서는 지금시대 초등학교 고학년 교과서보다 쉬운 정도로 의식과 두뇌에너지의 스케일도 현저하게 늘어났다.

그 이유는 무엇일까? 여러 요인이 있겠지만, 기본적으로 문화의 발달과 더불어 영양공급이 그 정도로 유전자에 영향을 많이 주었기 때문이다.

실제로 식단의 변화는 인체에 가장 큰 영향을 준다. 무엇을 먹는가에 따라 육체와 정신을 비롯한 의식까지 다양한 변수가 나타난다.

그렇기 때문에 먹는 대로 성장하고 인성이 형성되며, 두뇌에너지가 축적되는 것은 당연하다. 나는 체질과 식단의 관계를 심도 깊게 연구하기 이전에는 그토록 강한 연관성이 있는지 몰랐다. 그러나 정작 식단의 영향을 세밀하게 연구하자 많은 변수들의 미세한 요인들을 발견할 수 있었다.

예를 들자면, 부모는 키가 작은데도 키가 큰 자녀를 둔 가정의 식단을 보면, 틀림없이 그 자녀의 체질에 맞는 식탁이 준비되어 있다는 점이다. 또한 형제들이 모두 키가 180㎝가 넘은데도 자신만은 키가 160㎝도 채 안 되는 경우도 마찬가지이다.

그 이유를 살펴보면, 유전자보다 체질과 식단의 문제가 꼭 있다. 음식을 골고루 잘 먹고 건강한 어린이가 성장이 안 되는 경우는 거의 없다. 대부분 성장이 정체되는 어린이는 식성에 문제가 있다. 특정 성분의 음식에 중독이 되어 있거나 잘 먹지 못하는 경우가 많다.

인성이나 두뇌에너지도 마찬가지이다. 안정되며 영양성분이 풍부한 식탁에서 에너지를 섭취하는 어린이는 좋은 인성이 형성되며, 두뇌에너지도 강화된다. 심리학에서는 환경적 요인이 인성에 가장 많은 영향을 미친다고 한다. 그렇다면, 환경적인 요인이 매우 불안정하다면 식탁은 안정이 될까? 결손가정의 식탁위에 풍성한 영양에너지의 먹거리가 놓이고 화목한 식사시간이 주어질까? 그럴 확률은 없다.

결국은 가정환경이 나쁘면 식단도 나빠지는 것이 일반적인 현상이다. 그렇기 때문에 식단의 변화와 개선을 단순히 먹거리의 문제로만 생각할 수 없다. 잘 먹고 잘산다는 것은 모든 것의 기본이기 때문에 환경이 좋고 집안이 화목하면 자연 식탁도 좋아진다는 원리가 깔려 있다.

나는 체질과 식단의 연구를 통해 체질적으로 안정이 되고 좋은 인성을 지니고 있고 두뇌에너지가 강한 사람의 식단을 조사해보았다.

그들은 대개가 식단이 건전하며 균형이 잡혀 있었다. 또한 안정적인 가정환경 속에서 성장하며 식탁은 자연식이거나 좋은 식단이었다. 다른 요인도 많이 작용하겠지만 기본적으로 식단이 좋고 잘 먹는 사람은 그만큼 성장과 인성, 두뇌에너지가 강한 것이 입증이 되었다.

반면에 건강이 좋지 않거나 지독한 외골수에 성격장애를 겪고 있거나 두뇌를 쓰는 일을 싫어하는 사람은 식단이 형편없었다.

술이나 담배를 즐기고 식사는 불규칙적으로 하며, 음식중독에 빠져 있는 사람은 식원병에 걸릴 수밖에 없다. 그렇게 되면 인성은 비뚤어지고 두뇌에너지는 바닥을 치게 된다.

그래서 나는 일단 체질적인 문제가 있으면 먼저 식단의 혁명부터 일으키라는 조언을 자신 있게 한다. 특히 어린이의 문제는 식단의 혁신이 가장 기본적인 해결책이다.

성장기의 식단이 평생 미칠 영향을 고려하면, 백번을 강조해도 부족할 정도로 중요한 문제이기 때문이다.

만약 식단에 대해 이해가 가지 않는다면, 유황오리, 복분자 뱀장어, 무항생제 자연방생 닭, 방목하여 키운 한우, 유기농 채소, 유기농 과일을 생각해보라. 안정된 먹거리를 통해 성장한 동물이나 식물은 그 컬러가 다르고 영양성분이 다르며, 맛이 다르다.

사람도 마찬가지이다. 먹는 대로 성장하고 인성이 형성되며 두뇌에너지가 축적되는 것은 지극히 당연한 현상인 것이다.

어린이의 두뇌건강을 위한 식단

어린이의 두뇌건강을 위해서는 식단의 눈높이가 가장 중요하다.

대개의 가정에서 어린이의 식단은 어른들의 식성에 맞춰져 있다. 어린이만의 식단을 위한 음식의 개념이 부재한 탓이다. 또 한 가지 이유는 전통한식은 기본적으로 벼농사 문화권의 노동주체인 어른을 위해 짜여 있기 때문이다.

서구식을 비롯한 일식, 중식에 비해 우리나라의 전통한식은 지나치게 노동력에 필요한 열량과 소금의 의존도가 높다. 뜨거우며 맵고 짠 음식이 주류이다.

　지금 40대 이후의 세대들은 어린 시절, 뜨거우며 맵고 짠 음식을 어른이 먹으면서 시원하다는 말을 하는 것을 들은 적이 있을 것이다. 뜨겁고 맵고 짠 음식을 먹으면서 시원하다고 표현하는 것은 세계의 어느 음식문화권에도 없는 특이한 발상이다. 나는 시골에서 성장기 내내 그런 말을 들었지만 어른이 되어서도 그런 시원한 맛을 느낀 적이 없다.

　단적인 예를 들자면 뜨겁고 매우며 짠 음식을 시원하게 보는 눈높이의 식단에 어린이의 식성은 맞을 리가 없다. 그러다보면, 어린이는 어른의 음식을 조금씩 먹다가 어느 순간 빠르게 염분중독에 걸리거나 염분거부증의 밥 먹기를 싫어하는 증세를 보인다.

　그러면 우리네 어머니들은 심한 경우 회초리를 들고서 억지로 뜨겁고 매우며 짠 음식을 조금씩 강제로 먹인다.

　아이들이 밥 먹기를 싫어하는 이유는 식성 때문인데, 그 이유를 입맛이 짧아서라고 단적으로 치부한다. 식성은 체질이 무의식적으로 결정하는 식단의 선택임을 모르고, 입맛이 짧다고 단정하며 강제로 먹이기를 계속한다.

　나는 아이들을 키우면서 한 번도 먹기 싫어하는 음식을 권유한 적이 없다. 때로는 영양성분이 풍부한데도 먹지 않을 경우에도 마찬가지였다. 먹기 싫어하는 것을 억지로 먹이는 것은 의미가 없다. 나는 그럴 때 차라리 먹고 싶은 것이 무엇인지를 묻고 유해한 음식이 아니라면, 그것만을 먹으라고 한다.

　그러면 대개의 어머니는 편식에 대한 두려움을 갖는다. 그러나 어린이의 식단은 식성의 눈높이만 맞으면, 편식이라고 해도 상관은 없다. 팬더곰은 대나무 잎만 편식하지만 건강하고 아름다운 털빛을 뽐내고, 5백년을 사는 거북이나 천년을 사는 홍학도 편식만을 하지 않는가.

요컨대, 기본적인 영양에너지만 충분하다면 편식은 절대 나쁘지 않다. 어떤 어린이가 특정 음식만을 편식한다면, 그것이 오히려 그 어린이의 식성, 즉 체질에는 최고의 식단이 될 수 있다. 어머니들이 가장 두려워하는 편식에 대한 두려움은 체질적 관점에서는 전혀 걱정할 필요가 없다. 편식을 두려워하기 이전에 식성의 눈높이를 찾는 것이 더 중요하다.

애들이 먹기 싫어하면 그 음식은 맞지 않은 것이거나 요리법이 잘못된 것이다. 그런데 묘한 것은 입맛이 짧다고 하는 아이들도 자신들이 좋아하는 음식은 잘 먹는다는 사실이다. 과자류, 피자나 치킨, 콜라, 떡볶이는 대부분 좋아하는 것은 무엇을 의미하겠는가.

어른들의 입맛 눈높이가 제대로 맞지 않았음을 입증하는 것으로, 아이들의 식성을 제대로 맞춰주지 못했다는 점이다.

병원에 가면 환자들의 식단이 따로 마련되듯이, 어린이의 두뇌에너지를 높이는 식단은 우선은 식성의 눈높이를 찾는 일이다. 그 다음은 두뇌식품의 식성에 대한 적응과 입맛개발에 있다. 아무리 입맛이 까다로운 어린이라도 반드시 자신이 좋아하는 식성은 있다.

어른들과 달리 어린이의 식성은 곧 체질과 동일한 의미이기 때문에 좋아하는 식성은 반드시 있다는 것을 전제해야 한다. 그렇기 때문에 식성에 맞는 음식을 찾고 두뇌에너지를 높이는 식단을 짜서 입맛을 들여주는 것이 가장 바람직하다.

그러자면 가장 중요한 것은 벼농사 문화권의 식단, 즉 뜨겁고 매우며 짠 어른들의 음식과 어린이의 식단을 분리해서 준비해야 한다.

나는 어린이의 식단을 위한 최고의 방법은 전략식단으로, 일가족 4명인 경우, 반찬과 찌개, 국이라는 공식보다는 단순한 식단을 권유한다. 시간과 비용이 많이 드는 밑반찬이나 찌개, 국보다는 자연식 샐러드나 피자, 스파게티 등을 직접 만드는 것이 효율적이다.

그렇게 하여 어린이의 식성 눈높이에 맞는 식단을 조성한 후에 두뇌에너지를 높이는 식재료를 활용하는 것이 바람직하다.

어린이의 두뇌에너지를 높이는 식단

1. 단백질을 함유한 식품은 기억력, 사고력, 집중력을 향상시켜준다.
  『달걀, 쇠고기, 돼지고기, 된장, 두부, 우유, 두유, 청국장, 생선, 콩, 치즈』
2. 철분을 함유한 식품은 헤모글로빈을 강화해 산소를 뇌세포로 운반해 머리를 맑게 해준다. 『굴, 닭의 간, 대추, 쇠간, 쑥, 시금치, 육류의 내장, 잣, 포도, 홍합』
3. 칼슘이 함유된 식품은 기억력 및 집중력을 향상시키고 뇌 세포의 흥분을 가라앉힌다.
  『깨, 두부, 멸치, 미역, 콩, 정어리, 호두』
4. DHA 및 불포화지방산이 함유된 식품은 뇌기능을 강화해주고 신경세포 기능을 유지하게 해준다. 『고등어, 꽁치, 정어리, 참치』
5. 레시틴이 함유된 식품은 뇌세포와 신경세포의 주성분이 되며, 학습과 기억력, 운동과 감각 기능에 관여한다.
  『고등어, 달걀, 두유, 된장, 땅콩, 참기름, 청국장, 잣, 정어리, 비지, 콩, 호두』
6. 비타민 B가 함유된 식품은 뇌세포의 추진력을 증진시키고, 사고력을 향상시킨다. 뇌의 피로를 감소시키고, 신경조직을 활성화한다.
  『콩, 우엉, 잣, 쌀눈, 냉이, 샐러리, 돼지고기, 쇠간, 토마토, 시금치, 호두, 쑥』
7. 비타민 C가 함유된 식품은 뇌혈관을 강화한다. 좌뇌와 우뇌의 정보 교환을 원활히 해주며, 스트레스를 완화시켜준다. 『김, 당근, 레몬, 오렌지, 토마토』
8. 비타민 E가 함유된 식품은 뇌 속의 노폐물을 제거한다. 기억력을 향상시켜준다.
  『달걀노른자, 땅콩, 수수, 옥수수, 콩, 올리브오일, 우유, 참깨, 현미, 호두, 참기름』

어린이의 두뇌에너지를 높이는 식자재는 이렇게 다양하다. 그렇기 때문에 식단을 구성할 때는 위의 성분이 함유된 자연식 샐러드나 과일, 육류와 생선, 그리고 곡류를 선택해야 한다.

어린이의 식성 눈높이에 맞는 맞춤식 식단을 준비하는 것이 가장 효과적인 것이다.

자연식과 가공식품의 폐해

어린이를 위한 자연식은 가공식품을 멀리하는 것으로부터 시작이 된다.

많은 어린이들이 태어나서 얼마 지나지 않아 가공식품을 먹으면서 자란다. 모유는 자연식이지만 이유식을 하면서부터 각종 가공식품으로 입맛이 길들여진다. 모유를 20개월 이상 먹은 애기는 자연식에 입맛이 들여 가공식에 중독이 잘 안 된다. 이유식을 하더라도 완전 자연식으로 하는 경우가 아니면, 애기 때부터 가공식품에 입맛이 길들여지기 쉽다.

가공식품의 이유식을 먹은 애기가 자라면 자연스럽게 가공식품을 좋아하게 된다.

그래서 어릴 때부터 소시지와 햄버거, 치즈, 버터, 피자, 치킨, 콜라, 과자의 맛에 익숙해지며 즐겨 찾게 된다. 어린이가 과자에 맛을 들이고 가공식품을 즐기면 쉽게 음식물 중독이 된다. 예를 들면, 햄버거와 콜라는 탄수화물의 중독이다. 또한 치킨은 지방질의 중독이며, 맵고 짠 음식은 염분의 중독이다. 밥 먹기를 싫어하고 특정 가공식품을 찾는 것 자체가 중독인 것이다. 그래서 어린이가 각종 첨가물이 든 가공식품에 입맛이 들면 자연식을 거부하는 것은 당연한 일이다. 가공식품은 각종 첨가물이 함유된 혼합성분으로 자극적이며 달콤하고 부드럽지만 자연식은 순수한 맛으로 자극적인 맛이 없기 때문이다. 그렇기 때문에 어린이의 입맛에는 달콤하고 부드러운 가공식품이 맞을 수밖에 없고 가공식품에 맛이 들면 자연식을 멀리하게 되는 것이다.

과자를 비롯한 각종 가공식품의 중독에 걸리면 해독하기는 쉽지 않다. 우선은 어머니들이 가공식품의 공급을 단절하지 못하는 것이 가장 큰 이유이다. 어른들의 식탁에 앉은 어린이는 식단 중에서 가공식품을 선호하게 되는데, 대개의 어머니들은 아이들의 입맛에 맞는 가공식품을 차려주기 때문이다.

그렇게 아이들이 가공식품에 중독이 되면, 가장 문제가 되는 것은 두뇌에너지 저하이다.

난폭해지거나 정서적 불안증을 지니게 되며 자연식을 멀리함으로 인성과 두뇌에너지 저하로 여러 가지 문제를 유발한다. 가공식품은 정제당과 인스턴트식품, 고지방식품, 식품첨가물, 냉동식품으로 그 폐해는 이루 말할 수가 없다.

"우리아이가 이상해졌어요. 집중을 못하고 아주 산만하고 늘 피곤해해요. 학교에 갔다 오면 정신없이 잠자기 바쁘고 공부엔 관심이 없어요. 바깥에서 놀거나 집에 들어와서 인터넷에서 오락만 하고 있어요. 어쩌면 좋죠?"

12살 초등학교 5학년인 아들을 둔 어머니가 근심어린 표정을 지으며 물었다.

"무엇을 즐겨 먹습니까?"

정서장애, 학습장애, 주의력 결핍증 등 수많은 아이들의 장애에는 식단의 문제가 있다. 체질적인 조건도 중요하지만, 현재의 중세는 식단이 가장 중요하기 때문이다.

"햄버거나 치킨을 아주 좋아해요. 떡볶이 간식도 좋아하고 소시지, 햄, 과자 등을 좋아해요. 밥은 잘 안 먹고 군것질을 많이 해요."

가공식품 일색의 식단을 지닌 아이가 안정적인 체질을 유지하기란 힘들다. 아이들은 성장기 식단이기 때문에 극히 음체질인 경우가 아니면 육식을 좋아한다. 그런데 식탁에서 자연식 육식의 어린이 눈높이 식단을 마련하지 않으면 가공식품으로 입맛이 발달해버린다.

"어린이 눈높이 식단으로 바꾸셔야 합니다. 체질적으로 강한 양체질의 아이에게 산성화된 가공식품만 먹이면 머리로 열이 몰려 산만해지고 불안정질 수밖에 없습니다."

"식단 때문에 아이가 그럴 수도 있나요?"

비슷한 어린이의 상담을 할 때, 대개의 어머니는 그렇게 질문한다. 그녀 역시 마찬가지였다.

"가공식품이 널리 보급되기 이전의 시골아이들은 순수하고 안정적이었습니다. 그러나 지금은 전국 어디에도 가공식품이 넘치기 때문에 어린이 정서장애나 학습장애가 많습니다. 심한 경우는 주의력 결핍장애가 일어납니다. 체질적으로 양체질로서 산성화되어 있는데, 약알칼리의 채소와 과일을 먹이지 않으니까, 체질불균형이 일어나서 아이가 그렇게 변하는 겁니다. 아이들의 몸과 마음은 먹이는 그대로 나타납니다."

그 어머니는 나의 설명을 듣고 어린이 눈높이 식단으로 변화를 했다. 과일과 채소를 어린이의 눈높이 식성에 맞추어 맛을 들였다. 그러자 3개월이 지나지 않아 변화가 일어났다.

"참 신기한 일이네요. 아이가 안정적이고 집중력도 높아지고 공부를 해요."

나중에 그렇게 말했다. 간혹 어떤 어머니들은 그런 아이들을 신경정신과나 각종 치료요법을 하는 곳으로 데리고 간다. 약이나 그림, 음악이 아이들의 체질을 대번에 변화시키지 않는다. 아이의 육체가 변해야 화학적 생체작용으로 정신이 변하고 감정과 정서가 안정된다.

아이들의 눈높이 식단으로 자연식에 입맛을 들여 보라. 절대적으로 가공식품을 먹이지 않으면 여러 가지 장애는 일어나지 않는다. 어른들의 식단에 아이를 앉혀놓고 햄이나 소시지, 동그랑땡을 먹일 것이 아니라, 자연식 식단으로 혁신을 일으켜야 한다. 가공식품을 끊고 자연식으로 하면, 변화는 눈에 띄도록 뚜렷하게 나타난다. 아이들은 인성이 좋아지며 두뇌에너지가 강화되어 학습능력이 배가된다. 그 뿐만 아니라, 소아피로감이나 비만, 잔질병, 충치, 변비 등 각종 증세가 말끔히 해결된다.

따라서 비싼 사교육에 투자를 하는 시간과 비용을 자연식에 길들이도록 하는 것이 훨씬 효과적이다. 자연식을 어렵게 생각할 것이 아니다. 싱싱한 식자재로 직접 만들어서 먹는 정성이면 아이의 에너지는 배가되어 성장과 인성, 두뇌에너지가 균형적으로 발전할 것이다.

어린이의 눈높이에 맞는 자연식 식단

"우리 아이가 늘 피곤해해요."

소아 피로증후군을 앓고 있는 어린이가 급증하고 있다. 많은 수의 어머니들이 자신의 아이들에 대한 고민을 털어놓는다. 그러나 자신의 아이들에게 무엇을 먹였는지에 대해 고민하는 어머니는 그리 많지 않다. 어른들 중심의 식탁에서 자신의 식단을 찾지 못하고 가공식품을 먹고 자란 아이들의 변화를 눈치 채지 못한 것이다.

　나는 단적으로 지금 시대의 어린이의 성장이나 인성, 두뇌에너지의 문제는 곧 어린이 식단의 문제라고 확신한다. 난폭하거나 산만한 아이들의 식단을 조사해보면, 그러한 사실은 금방 드러난다. 아이들이 좋아하는 과자류, 패스트푸드, 피자, 치킨, 라면 등의 가공식품의 폐해를 생각하면 금방 알 수 있는 일이다.

　그렇다면 어린이의 식단을 어떻게 구성할 것인가. 그 해결책은 어린이의 눈높이에 맞는 자연식이다. 가정에서 아이의 말과 행동을 보기 이전에 무엇을 먹는가를 세심히 관찰하여 해결책을 찾아야 한다. 어린이는 자신이 먹은 음식의 성분 그대로를 나타낸다. 가공식품을 많이 섭취한 어린이와 자연식 식단으로 자란 어린이는 분명 많은 차이가 난다. 시골에서 자연식을 먹고 자란 어린이처럼 순수하고 뚝심이 강한 그 비결을 배워야 하는 것이다.

어린이의 눈높이에 맞는 자연식 식단의 방법

1. 가공식품을 절대적으로 피하도록 세심한 주의를 요야 한다.
2. 어린이의 눈높이를 찾아서 자연식 식단을 준비해야 한다.
3. 아이의 성장과 인성, 두뇌에너지에 대한 관찰을 통해 식단을 정힌다.
4. 어린이 식단의 컨셉을 정한 후에 특별한 자연식 식단을 준비한다.
5. 아이가 좋아하는 음식을 개발하고 전략식단을 구성한다.
6. 채식 자연식에 입맛을 길들이도록 세심한 정성을 다한다.
7. 육식 자연식에 최선을 다하고 과일은 수시로 먹이도록 노력한다

어린이는 푸르른 나무처럼 싱싱하고 생명력 넘치는 자연식을 반드시 필요로 한다.

TV프로 "순간포착 세상에 이런 일이"에 세계에서 가장 힘이 센 사나이 편을 본 적이 있다. 그는 어릴 때 지나치게 왜소해서 놀림을 심하게 받았다고 한다. 그런 그가 운동을 시작해서 무쇠와도 같은 팔뚝을 만들어 세계 팔씨름 대회 챔피언까지 오르고 사람들의 편견을 깨트리는 강연과 쇼를 하는 내용이었다. 나는 프라이팬 3종 세트를 구부린 그의 가공할 파워보다 관심을 가진 것은 그의 식단이었다. 그의 식단은 콩과 삶은 감자, 계란후라이, 야채였다. 그것도 한 접시에 조금씩 담은 양이었다. 그의 부인이 인터뷰에서 말했다.

"신선한 야채를 중심으로 먹어요. 신선한 야채를 무척이나 좋아해요."

나는 신선한 야채의 생명력이 그의 강한 힘의 원천이라는 것을 믿는다. 실제 세상에서 가장 힘센 동물은 신선한 풀을 뜯어먹는 코끼리나 물소, 황소이다. 인간도 마찬가지이다. 성장기 식단에서 동물성 단백질은 필수지만 신선한 야채를 먹어야 키가 크고 힘이 세어지는 것이다. 우리나라 전통식단에서 야채는 주로 쌈 싸먹는 상추나 깻잎 정도지만 서양의 야채는 다채롭고 맛이 있다. 소시지나 햄버거, 콜라나 치킨 같은 가공식품을 최대한 멀리하고 신선한 양배추, 적상추, 양상추, 브로콜리, 치커리, 샐러리 등의 야채를 먹여보라. 처음 야채에 입맛이 들지 않는다면 과일을 섞어서 '비네그렛 소스'를 뿌려주거나 찍어먹게 하면 아이들은 금방 적응을 한다. '비네그렛 소스'는 오일이 없어 살이 찔 염려도 없고 '비네그렛 소스의 식초는 채소의 비타민 C의 안정성을 높여준다. 간혹 아이들이 좋아하는 고소한 맛의 마요네즈를 찍어먹게 하면 살이 찔 염려가 있다.

그러한 방법으로 아이들에게 야채와 과일을 기본으로 하여 육식의 자연식을 섭취하면 아이들의 성장은 부모님의 유전자 한계치를 훌쩍 뛰어넘는다.

따라서 성장이나 인성, 두뇌에너지의 문제가 있는 어린이라면, 성장식단이나 바른 인성을 함양하기 위한 식단, 그리고 두뇌에너지 강화를 위한 식단을 따로 준비해야 한다.

어린이는 어른의 식탁에서 같이 식사를 하더라도 어른들의 음식을 소량 섭취하는 것으로는 영양이 부족해지기 쉽다. 특히 우리나라의 전통한식은 염분의 과잉섭취를 초래하기 쉽기 때문에 어린이만의 식단이 반드시 필요하다.

그러자면 어린이의 눈높이에 맞는 자연식 식단을 따로 마련해야 한다. 이미 가공식품에 맛이 든 어린이라면, 자연식 식단에 입맛을 길들이는 노력이 수반되어야 하는 것이다.

TIP

어린이를 위한 에너지관리의 상식

식품의 맛과 향에 대한 감각은 어떻게 느낄까?

맛과 향을 느끼는 감각은 수분과 관계가 있다. 혀에 침이 묻어 있지 않으면 맛에 둔감해지고 코에 물기가 없으면 냄새에 둔감해진다. 나이가 들어서 혀에 침이 부족하면 음식 맛을 거의 못 느끼고 코에 물기가 마르면 냄새를 잘 맡지 못한다. 반면에 어린이는 맛과 향에 민감하다. 그렇기 때문에 체내의 에너지가 부족하면 몸의 기능이 저하되면서 어린이의 입맛은 까다로워지며 에너지섭취가 잘 안 되는 악순환이 계속된다. 따라서 어린이를 위한 입맛을 위해서는 신선한 야채와 과일, 생수로 늘 신선한 수분의 공급이 있어야 한다.

뇌의 에너지공급이 필요한 이유는 무엇일까?

하루에 섭취하는 열량의 1/4이 뇌에서 사용된다. 뇌는 몸무게의 2%밖에 차지하지 않지만 뇌가 사용하는 산소의 양은 전체 사용량의 20%이다. 뇌는 우리가 섭취한 음식물의 20%를 소모하고 전체 피의15%를 사용한다. 뇌는1,000억개 신경 세포와 1,000조개의 신경세포 접합부를 가지고 있어서 뇌 속의 상호 연결은 사실상 무한하여 셀 수가 없다. 뇌의 주영양소는 포도당이며 뇌의 에너지가 저하되면 우리의 몸 전체의 에너지가 약화된다. 그래서 뇌의 에너지를 공급하기 위해서 어린이는 자연식으로 포도당을 늘 공급해야 하며 뇌에 풍부한 산소와 수분을 유지할 수 있도록 해야 한다.

에너지식단이 절대적으로 필요한 이유는 무엇일까?

성인이 가진 근육의 수는 650개이고 관절은 100개 이상이다. 혈관의 길이는 120,000Km이며 뼈의 숫자는 206개인데 그중 절반이 손과 발에 있다. 인간의 뼈는 화강암보다 강해서 성냥갑만한 크기로 10톤을 지탱할 수 있다. 이는 콘크리트보다 4배나 강하며 폐는 폐포라 하는 공기

TIP

주머니를 가지고 있다. 그것은 무려 3,000,000개정도나 된다. 이 폐포를 납작하게 편다면 그 넓이는 93평방미터 정도가 된다. 또한 한 인간이 살아 있는 동안 평균 280,000,000번 심장 박동을 하고 약 2,270,000리터의 피를 퍼낸다. 하루 에도 주먹만 한 심장은 약 300리터의 피를 퍼내고 있다. 이 엄청난 에너지의 힘을 생각한다면 식단으로 연료를 공급하지 않을 수 없다. 더군다나 어린이 역시 성인의 신체조직과 같다는 점을 생각한다면 눈높이 식단을 조금도 소홀함이 없어야 할 것이다.

뇌를 가장 편안하게 하고 뇌력을 높이는 방법은 무엇일까?

뇌는 상태는 뇌파로써 측정할 수 있다. 편안한 상태인지 스트레스를 받고 있는지를 알 수 있다. 뇌가 편안히 쉬고 있을 때는 8-14 사이클과, 주파수가 낮은 알파파가 나온다. 그러나 스트레스를 받을 때는 주파수가 높아지며 14-20 사이클의 베타파가 나온다. 뇌는 주변의 환경에 영향을 많이 받기 때문에 편안한 상태를 만들어주어야 한다.

뇌가 편안하게 느끼는 풍경은 대지와 나무가 있고, 아름다운 공간에 미풍이 초목을 흔드는 정서적인 환경이다. 시냇물 소리가 졸졸졸 들리고 온도가 적합하면 뇌는 더욱 편안해진다.

뇌가 좋아하는 최적의 환경은 인류의 시조인 아담과 이브가 살았다는 성경에 나오는 에덴동산과 같다. 따라서 뇌가 편안할 수 있는 환경을 만들어 뇌의 에너지를 공급하는 어린이 눈높이 식단을 제공하는 것이 최상으로 뇌력을 높이는 에너지관리법인 것이다.

Chapter 08

식단의 혁신으로 질병을 치유한다

식단의 혁신으로 질병을 치유한다

화학적 체질교정에 의한 자연식 식단의 치유력

화학적 체질은 산성체질과 알칼리체질, 중성체질로 나눈다.

식자재가 산성과 알칼리로 분류되는 것과 마찬가지로 인간은 무엇을 어떻게 먹는가에 따라 체내의 화학적 체질이 달라진다. 겉으로 보기엔 잘 드러나지 않는 화학적 체질이 그러하다.

화학적 체질은 식단에서 중요시해야 할 기본 개념이다. 무엇을 어떻게 먹는가에 따라 체내의 화학적 성분이 달라진다. 그에 따라 건강과 성공이 결정되기 때문이다.

나는 체질연구를 통해 화학적 체질이 건강에 미치는 영향이 지대하다는 것을 발견했다. 그것은 양체질과 음체질로 분류하는 것이 아니라, 살면서 무엇을 어떻게 먹었는가에 따라 결정되는 체질이기 때문이다.

화학적 체질의 분류

화학적 체질은 기본적으로 식단이 중요하며, 식성에 따라 구체적인 체질이 결정된다. 최소 3년 단위로 온 몸의 세포가 완전한 세포분열을 하는 주기로 변화하며, 10년 단위로 산성체질 혹은 알칼리체질의 상태로 고정되면 식원병을 유발시킨다.

식단이 육식중심 - 산성체질 - 양에너지 과잉 - 체온의 상승
식단이 채식중심 - 알칼리체질 - 음에너지 과잉 - 체온의 하강
식단이 육식과 채식의 균형 - 중성체질 - 음과 양에너지의 균형 - 체온의 안정

이들 화학적 체질은 단순한 체질로는 알 수 없다. 식단에 따른 식성과 몸의 상태에 따라 판단하며 자연식 식단을 위해서는 반드시 체크해야 할 중요한 개념이다. 위의 화학적 체질에 대한 분석을 하면 대개는 산성체질만을 최고로 나쁜 것으로 알고 있는 경우가 많다. 그러나 사실은 그렇지 않다.

산성체질이나 알칼리체질, 두 가지 화학적 상태가 모두 나쁜 상태이다. 일반적으로는 육식이 건강에 치명적이라고 알고 있기 때문에 산성체질만을 나쁘다고 알고 있다. 하지만 알칼리체질도 그에 못지않게 문제가 많다. 그런데도 많은 분들이 자연식이라고 해서 완전한 채식위주만의 식단을 강조하며 알칼리체질만 중시하는 경향이 있다.

그러한 관점은 대단히 바람직하지 않다. 자연식에서 자연이 어디 채소만 자연이겠는가. 바다의 생선이나 육지의 동물들도 자연의 상태이다. 자연식의 요체는 어떻게 순수한 자연 그대로의 성분을 섭취하는가에 달려 있다.

다만 육식의 자연식이 더 위험하게 간주되는 이유는 우리나라 전통 한식의 육식섭취방법이 문제가 많기 때문이다. 전통적으로 우리의 한식은 채식중심이면서도 알칼리가 아닌 중성식품으로 균형이 잘 잡혀 있다. 다시 말하면 한식의 채식을 제대로 섭취하면 중성체질이 될 확률이 높다는 뜻이다. 오랫동안의 채식국가로서 노하우가 축적되어 대부분 채소의 알칼리성분이 양념의 산성성분과 잘 중화되어 있기 때문이다.

그러한 원리로 보면, 알칼리체질이 완전한 채식으로 생야채를 많이 섭취할 경우에는 알칼리체질로 기울어져 각종 질병을 초래할 수 있다. 중화가 안 된 음식은 문제가 있다.

육식의 섭취가 그러하다. 양념갈비나 삼겹살 등심, 안심 등의 구이용을 비롯해서 대부분의 육식은 중화가 되어 있지 않다. 육식이 발달되지 않았기 때문에 중화에 대한 노하우가 부족한 탓이다. 예를 들면, 양념갈비의 온갖 양념들은 산성의 성질을 강화시키는 작용을 한다.

그래서 실제 육류를 즐기는 사람들은 산성체질로 변화되어 채식을 싫어하는 경향이 많다.

잘못된 식문화로 극단적인 채식 혹은 육식으로 기울게 된 주요원인이 그러하다.

젊은 시절 잘못된 육식으로 인해 병이 든 사람들. 그들은 50대 이후에 갑자기 완전 채식주의자로 변신해서 채식만이 자연식이고 살 길이라고 외친다.

묘한 것은 그들은 젊은 시절 내내 육식주의자였다는 점이다. 화학적 체질로서 산성체질들이 그런 극단성을 보인다. 그들은 젊은 시절 술과 담배, 육류를 즐기다가 40대를 전후하여 심한 화학적 체질불균형으로 병이 들면, 그 순간부터 채식주의로 변화한다.

대략 그 시기는 40대를 전후로 하는데, 20~30대의 식단이 그 후의 건강을 결정하기 때문에 그렇게 나타난다. 그들은 대개 이런 슬로우건을 내건다.

"자연식(채식)으로 말기 암이 나았습니다."

맞는 말이기는 하다. 하지만 자기경험을 객관화하여 진리인 것처럼 주장하는 그릇된 편견이기도 하다. 정확하게 자연식과 채식은 동일한 개념이 아니다. 그런데도 채식주의를 외치며 성장기 어린이를 비롯하여 20대 육식을 필요로 하는 사람들에게도 채식을 권유하는 것은 바람직하지 않다. 일부 몰지각한 사람들에게만 볼 수 있는 진기한 현상이다.

실제 화학적 체질분석에 의하면, 젊은 시절 육류를 즐긴 사람들이 대체로 식원병에 걸린다. 그들 중에 상당수는 온 몸의 60조 세포가 전부 산성화되는 정도로 심각한 상황이다. 그렇게 되면 중화를 위해서 완전 채식으로 전환하는 것은 당연히 자연치유력을 높인다. 최소 20년 이상을 육식편중을 했기 때문에 40대 중반 이후부터 죽을 때까지 채식을 하는 것이 맞다. 그러나 만약 지나친 채식편중으로 알칼리체질이 되어 병이 든 사람도 채식위주의 자연식이 맞을까. 그렇지 않다.

우리 주변에 보면 평생 채식만 하는 사람도 어느 날 생활습관병을 비롯한 난치병에 걸리는 것을 종종 발견할 수 있다. 그런 경우, 과연 채식위주의 식단이 자연치유력을 높일까, 화학적 체질의 원리로 절대 그렇게 될 수 없다.

또 채식은 살이 찌지 않는다고? 편견을 갖고 있다. 비만한 체형의 코끼리처럼 채식도 과식하면 여지없이 살이 찐다.

중요한 것은 채식위주의 식단으로 인한 병은 육식으로의 전환이 약이 될 수 있다는 점이다. 자연식에도 육식위주가 있고 채식위주가 있고 그 선택은 화학적 체질분석에 따라야 정확한 자연치유력이 배가되는 것이다.
　따라서 자연치유력을 높이기 위해서는 먼저 자신의 화학적 체질을 알고 체질교정을 해야 한다. 산성체질이라면 알칼리 식단을 보강하여 중성체질로 교정하여야 하며, 알칼리체질이라면 산성식단을 보강하여야 한다. 자연치유력이 일어나는 원리는 화학적 체질의 안정이 가장 중요한 핵심인 것이다.

목숨 걸지 말고 편식하라.(편식과 뷔페식단)

　구태여 목숨을 걸고 편식을 할 필요가 없다.
　목숨을 걸지 말고 안심하고 편식을 해도 문제는 없다. 세계 장수촌의 노인들은 편식을 하며, 일본의 장수노인들도 편식을 즐겨 한다. 편식이 왜 목숨과 관련이 있는가. 다만 편식을 어떻게 하는가에 따라 생명에 영향을 줄 수도 있고 문제가 있을 수도 있다.
　예를 들면, 술과 안주만을 편식하게 되면 병들고 죽을 수도 있다. 하지만 밥과 된장만을 30년 동안 편식한 머슴 할아버지는 하루 종일 일하고도 종합 진단에서 전혀 이상이 없었다.
　왜 그런 현상이 있을까? 편식을 기본적으로 어떻게 하는가에 따라 건강식이 될 수도 있기 때문이다. 사계절이 뚜렷하고 먹거리의 종류가 세계에서 가장 많은 우리나라는 혼식을 장려하고 반찬이 많을수록 건강한 식탁이라고 믿고 있다. 하지만 세계로 눈을 돌리면, 양식이나 일식, 중국의 가정식은 편식이다. 몇 가지 음식만을 일 년 내내 먹는다. 티베트이나 몽골, 아프리카의 오지사람들은 지독한 편식을 한다.

목숨을 위협하는 것은 기아이며, 기본적인 영양소가 있는 음식은 편식을 해도 위험하지 않다. 오히려 특정 질병에는 편식이 약이 될 수가 있다.

편식이 몸에 해롭고 뷔페식이 몸에 좋다는 과학적 데이터는 없다. 오히려 뷔페식을 먹고 나면 오히려 몸이 나빠지는 것을 느낄 수 있다. 뷔페식은 온갖 다양한 음식들을 섞어서 먹기 때문에 얼핏 보기엔 다양한 영양소의 집합이라 좋을 것 같다. 하지만 몸은 마음과 마찬가지로 복잡한 것을 좋아하지 않는다. 음식의 성분이 복잡하고 다양할수록 몸의 흡수력은 저하되고 피는 탁해질 수 있다.

뷔페를 즐기거나 음식의 다양성을 추구하는 사람이 건강한 것을 보았는가. 우리가 알고 있는 상식은 다양한 음식을 먹는 것이 좋다고 한다. 하지만 사실은 그 반대이다. 음식은 학교의 수업과 마찬가지로 복잡할수록 소화와 흡수가 힘들고 영양에너지 가치가 떨어진다.

그 이유는 일정한 편식을 할 경우, 위장의 특정 소화효소가 생성되어 소화와 흡수에 큰 도움이 된다. 반면에 평소 먹지 않는 음식을 섭취할 때는 위장의 소화효소가 적응을 하지 못해 소화와 흡수를 잘하지 못한다. 그것은 전문적인 일과 흡사한 원리이다.

한 가지만 잘하는 사람은 전문성이 강화되어 그 분야의 최고가 될 수 있다. 그러나 이것저것 다양한 분야를 하는 사람은 전문성이 떨어질 수밖에 없다. 음식도 마찬가지이다.

자신의 체질에 맞는 특정한 성분을 즐김으로서 소화와 흡수력을 높일 수 있고 에너지를 강화하기가 쉽다.

예를 들면, 정력제가 그러하다. 우리나라는 물개의 해구신, 뱀, 사슴의 뿔, 개구리, 개소주 등의 특정 동물류를 선호한다. 그러나 이들 식품들이 누구에게나 정력제가 되지는 않는다.

체질에 따라 정력제가 될 수도 있지만 오히려 컨디션을 저하시킬 위험성도 있다.

세계적인 호색가들의 정력제를 보면 그러한 사실을 알 수 있다. 카사노바는 굴요리, 나폴레옹은 달팽이요리, 모택동은 돼지껍데기, 북한의 전 주석 김일성은 황제조를 최고의 정력제로 선택했다. 그중에서 모택동의 돼지껍데기는 과연 정력제가 될 수 있을까 하는 의구심이 들 정도이다. 그러나 그에게는 최상의 정력제가 되었다고 한다. 그 이유는 특정 성분에 대한 체질적 반응이 일어나기 때문이다.

편식도 마찬가지이다. 나는 지독한 편식주의로 한 때는 밥과 고등어와 된장만을 좋아했다.

김치류와 나물류는 거의 먹지 않는 편이었다. 그렇지만 편식이 문제가 된 적은 없었다.

지금도 마찬가지로 음식점에 가면, 반찬은 한 가지를 선택해서 먹거나 먹지 않고 주로 자연식만 즐겨먹는다. 몸에 배인 편식을 즐기는 것이다.

그렇지만 그로 인해 영양결핍이나 불균형이 생긴 적은 없다. 비근한 예로 산골의 사람들은 거의가 편식을 한다. 식자재가 한정되어 있어 다양한 음식을 먹을 수가 없다. 하지만 그들이 혼식을 하는 사람들보다 더 허약하다는 증거가 있는가. 오히려 더 건강한 경우가 많다.

MBC 스페셜의 『목숨을 걸고 편식하다』에 출연한 4명의 사람들이 먹는 메뉴를 보면 그 정도는 지독한 편식은 아니다. 치우친 것이 아니고, 채식주의를 하는 것일 뿐, 밥과 채소와 과일이 어떻게 편식인가.

편식의 기준은 육식을 하지 않는 것이 아니다. 육식을 포함해서 밥과 반찬 1~2종류, 채소, 육식 혹은 생선류 1종류 정도로 단순한 식탁을 의미한다. 많은 반찬과 찌개, 탕, 국이 집합된 것이 오히려 몸에 해로울 수 있다.

중요한 것은 편식을 잘하면 혼식보다 훨씬 더 건강할 수 있다는 점이다.

행운을 불러일으키는 에너지 식단

후천적으로 병을 유발하는 가장 큰 원인은 스트레스이다.

스트레스는 몸의 면역체계를 비롯한 에너지의 저하가 주요한 원인이 된다. 동일한 상황에서도 스트레스를 견뎌내는 정도의 차이가 병을 유발한다. 그렇기 때문에 동일한 상태에서 스트레스를 견뎌내는 저항력을 에너지함량이 결정하는 것이다.

나는 오랫동안 음식과 에너지의 관계를 연구하며 행운이 에너지의 다른 이름이라는 것을 발견했다. 동일한 질병에 걸렸다고 해도 에너지의 스케일에 따라 자연치유력이 달라진다. 또한 동일한 악조건의 상황에 처해있어도 극복의 정도가 다른 것은 에너지의 수준에 달려 있다. 에너지는 행운을 불러일으키는 중요한 변수라는 것이다.

흔히 성공은 준비와 기회가 만나는 것이라고 하지만, 기회에 포함된 행운은 에너지의 수준에 따라 달라지기 때문인 것이다.

그래서 식단은 반드시 자신만의 에너지를 강화하도록 하는 것이 중요하다.

현대의학은 기질적 병인만을 찾을 뿐, 정신적인 에너지를 측정하지는 못한다. 그런데 실제 성공과 마찬가지로 자연치유력은 정신적 에너지가 결정한다. 요컨대 에너지의 파워를 통해서 행복과 불행, 성공과 실패뿐 아니라, 자연치유력을 일으키기도 하는 것이다.

나는 오랫동안 건강 상담을 해 본 결과 그러한 사실을 통계적으로 알 수 있었다.

예를 들면, 질병에 노출되거나 심하게 정신적 에너지가 약한 사람들은 대개 건강이 좋지 못했다. 반면에 부자들은 건강했고 정신적 에너지가 흘러 넘쳤다. 또한 부자들은 행운을 끌어당기는 에너지가 분명히 강했다. 처음에는 우연의 일치라고 생각했으나 데이터를 통해 통계적으로 살펴 본 결과 표준오차가 별로 없었다.

강한 에너지를 지닌 사람들은 식단부터 분명히 달랐다. 그들은 에너지 식단을 통해서 두려움과 불안을 극복한 사람들이었으며 용기와 확신에 가득한 에너지를 발산했다. 그러니, 행운을 불러일으킬 수 있고 질병이 침투할 여지가 없다. 그들은 설령 사소한 질병이 침투했다고 해도 그들은 강한 자신감과 확신, 믿음으로 병마를 극복했다.

반면에 가난한 에너지를 지닌 사람들은 대개 질병에 걸린 상태였다. 오랫동안 지병에 시달리거나 질병 때문에 자신의 현실이 암담하다고 믿는 부류들이 많았다.

한 때 부자에너지가 충일한 사람일지라도 순식간에 에너지가 바닥에 떨어져 질병에 걸려 신음하는 사람들도 많았다. 그들을 결정적으로 가름하는 차이는 에너지 식단 이었다.

따라서 에너지 식단으로 강한 에너지를 함양한 사람은 스트레스를 이겨내는 면역력도 강했다. 그뿐 아니라 대개의 질병은 자연치유력으로 극복했다. 강한 에너지가 행운을 끌어당긴다는 사실은 자명한 이치였다.

나는 에너지 식단을 조사하여 하나의 뚜렷한 결론을 내렸다.

건강하고 성공적인 삶을 사는 사람들은 끊임없이 에너지를 강화하며 축적하는 건강식단을 지니고 있다는 사실이었다. 그들은 하나같이 건강의 중요성을 인지하고 에너지 식단의 중요성을 알고 있었다. 단순한 건강이 아니라, 에너지의 파워를 높이는 식단과 식품을 항시 섭취하고 있었던 것이다.

에너지 강화 식단과 에너지 저하식단

에너지 강화식단

기본적으로 자연식으로서 영양이 풍부하며 미네랄이 다량 함유된 것이면 면역력과 치유력을 높일 수 있는 것이다. 질병은 기본적으로 에너지의 불균형 혹은 부족으로 인해 발생한다. 그렇기 때문에 에너지가 풍부하며 균형을 잡는 식단이다. 행운을 불러일으키는 작용력이 있다. 대표적인 에너지 강화식단으로는 신선한 육류와 생선, 샐러드, 과일, 해산물, 야채류 등이 있다.

에너지 저하식단

독성에너지 식품으로 가공식품을 비롯한 불균형 식단이다. 칼로리는 높지만 가공식품의 폐해가 많이 나타나며 에너지를 저하시킨다. 또한 에너지가 없는 식자재로 양은 많지만 질적으로 떨어지는 식단이다. 불운을 불러일으키는 작용력이 있고 면역력 저하와 각종 질환을 일으킬 수 있는 원인을 제공한다. 대표적인 에너지 저하식단으로는 백설탕, 정제염, 인스턴트식품, 흰 밀가루, 육가공품, 인공조미료, 패스트푸드, 가공육, 정크푸드, 인스턴트식품, 술, 담배 등이 있다.

에너지 강화를 위해 자신만의 식단으로 에너지 시스템을 점검하는 것이 필요하다.

음식이 곧 자신의 에너지를 구성하며 행운을 끌어당긴다는 원리를 이해하고 자신만의 에너지강화에 최선을 다해야 한다. 맛있는 음식을 포식했다고 에너지가 생성되는 것이 아니다. 자신에게 맞는 에너지 식단을 찾아서 최고의 에너지를 축적하는 것이 중요하다. 그렇게 되면, 행운은 언제나 자신의 에너지가 끌어당긴다. 자신만의 에너지 식단의 시스템이 확립되면 열정과 활력이 용솟음칠 뿐만 아니라, 행운을 끌어당기는 에너지가 강화가 되는 것이다.

인체의 에너지 생성 소기관은 미토콘드리아

미토콘드리아는 진핵세포 안에 존재하면서 호흡을 수행하고 에너지를 생성하는 소기관이다.

구형 또는 막대 모양이고, 크기는 0.2~0.5㎛ 정도다. 하나의 세포 속에 들어 있는 수는 세포에 따라 다르지만 간세포처럼 활동이 왕성한 경우 2,000개 이상 들어 있다.

생화학적인 연구 결과 미토콘드리아가 세포 속의 발전소 역할을 한다는 점이 밝혀졌으며 크리스테 부위에서 산화적 인산화 반응을 통해 생명체의 에너지인 에이티피(ATP)를 합성한다. 우리 인체의 에너지생성의 기관으로, 매우 중요한 역할을 한다.

미토콘드리아는 기능이 저하되면 에너지 생성이 약화되어 조직과 기관의 질병을 초래하는데, 기능 저하의 원인은 체력소진, 에너지과부하, 영양불균형, 심리적 위축, 부정의식, 스트레스, 무기력 등이다. 특히 부정의식은 에너지 저하를 불러일으키는 방어적 심리로 인해 미토콘드리아의 기능을 저하시키는 주된 작용을 한다. 반면에 긍정의식은 에너지 발산을 불러일으켜 행동력을 강화시킨다. 따라서 미토콘드리아가 강화되어야 에너지의 생성이 왕성해진다. 미토콘드리아를 강화하는 방법은 단백질과 필수지방산, 미네랄 등 체내 영양소를 강화시켜야 한다.

인체은행의 저축통장과 보험은 장수의 경영학

우리인체는 외부세계의 축소판이다.

뇌의 수뇌부가 있고 간의 화학공장, 비장의 연료공장, 심장의 엔진공장 등을 비롯해 각종 시설들이 있다. 인간이 만든 물질문명이나 조직, 시설 등은 인체에도 고루게 다 있다.

특히 그중에서 인체은행은 뼈와 근육, 혈관 등을 비롯한 각종 조직에 있다. 서양식 영양학으로 보면, 공급과 소모의 기관이지만 에너지를 축적하기도 한다.

"먹는 것이 남는다."는 옛말 그대로 우리 몸에 에너지의 축적이 이루어진다.

실제 인체은행에는 저축통장이 있고 보험이 있다. 일반사회와 마찬가지로 영양에너지 역시 저축과 보험의 형식으로 축적이 된다.

예를 들면, 어릴 때 보약을 먹으면 나이 들어서 잔병치례를 겪지 않는다는 말이 있지 않은가. 또 청년기 한 때 어떤 육체적 손상을 겪으면 그 후에도 계속 후유증이 나타나는 것과 같은 개념이다. 인체에는 분명히 은행이 있고 에너지를 축적하는 저축통장이 있다. 그래서 통장의 잔고가 많으면 건강하고 활력이 넘치지만 잔고가 비면 허약과 질병에 노출된다.

은행의 잔고는 건강과 직결이 된다.

"인체 은행에서 마이너스 통장을 발급받아 쓰고 계십니다. 통장잔고가 없어서 에너지가 거의 바닥이 난 상태입니다."

젊은 시절, 몸을 돌보지 않고 혹사하여 심각한 과부하에 걸린 사람에게는 그렇게 말한다.

"마이너스 통장을 사용한다면, 인체에 에너지가 없다는 뜻입니까?"

"마이너스 통장을 사용한다는 것은 이미 에너지 과부하에 놓여 있다는 뜻입니다. 에너지의 잔고가 없는데도 무리하게 몸을 혹사할 때, 마이너스 통장을 사용하게 되는 것 아니겠습니까? 인체에 에너지가 없는 것이 아니라, 인체의 사용가능한 에너지보다 몸을 더 많이 혹사하여 에너지의 지출이 초과했다는 뜻입니다."

그 정도 설명하면 구체적으로 질문을 한다.

"제 몸의 은행에서 어떤 에너지가 구체적으로 부족하다는 뜻입니까?"

인체은행에서 마이너스 통장을 사용하는 사람은 대체로 단백질과 지방, 탄수화물, 섬유질의 영양소가 부족하다. 4대영양소의 부족은 곧 활동에너지의 저하로 나타나기 때문에 과부하에 직결된다. 체질적으로 보면, 자신의 두뇌와 오장육부에서 약한 부분의 영양결핍이나 불균형이 일어났다는 의미이다. 그렇게 되면 마이너스가 난 부분을 빨리 채워야 은행잔고가 살아난다. 시중은행과 같은 원리가 인체에너지 은행에도 그대로 적용이 된다.

내가 그렇게 설명하면 신기한 듯 한 표정을 지으며 질문을 하는 사람도 있다.

"인체은행이라는 것이 진짜 있습니까?"

"물론입니다. 건강하고 장수하는 사람은 인체은행의 잔고가 풍부한 사람입니다. 그런 사람은 좋은 식단과 적절한 운동, 그리고 올바른 습관을 지니고 있습니다. 그들은 힘든 일을 할 때, 잔고를 찾고 보험금을 받아 건강을 유지합니다. 반면에 술과 담배를 즐기며 불규칙적인 섭생을 하는 사람은 인체은행에 잔고가 남아 있을 턱이 없습니다. 심한 경우 하루 벌어 하루 살아가는 식의 마이너스통장을 지닌 분도 많습니다. 그런 분들은 문제가 생기면 에너지잔고도 없고 보험도 되어 있지 않아 심각한 문제가 생깁니다."

가끔씩은 의심이 많고 논리적인 사람은 이렇게도 따진다.

"추상적인 개념입니다. 어떻게 인체에 에너지은행이 있을 수 있습니까? 그럼 그 에너지 은행에 잔고가 있는지? 마이너스 통장을 쓰는 지는 어떻게 알 수 있습니까?"

"실제적으로 건강의 상태가 에너지의 수준입니다. 몸과 마음이 피폐하고 병색이 짙으면 당연히 마이너스 통장을 사용하는 겁니다. 반면에 생기 있고 표정이 밝으며 건강하고 활기차면 당연히 은행의 잔고가 많은 사람입니다. 추상적인 개념이 아니라, 에너지의 축적이 인체 내에서 실제로 이루어지고 있다는 것을 말씀드리고자 하는 것입니다."

인체의 에너지수준은 사람에 따라 다르고 축적 또한 다르다.

어떻게 건강관리를 하는가에 따라 확연히 달리 나타나는 것이 에너지이며, 그로 인해 건강상태가 드러난다. 인체의 보험 역시 마찬가지의 원리이다. 인체의 에너지 3대 보험은 3대 영양소로 비타민과 미네랄, 약초이다. 젊은 시절, 비타민과 미네랄, 약초를 많이 섭취한 사람은 나이가 들어서도 노화가 잘 일어나지 않고 건강미를 뽐낸다.

하루 이틀 노력해서 건강미가 빛날 수는 없다. 젊은 시절부터 보험금을 납입하듯이 하루도 빠지지 않고 그 영양에너지를 섭취하면 보험에 든 것과 같다.

그렇게 되면 보험의 속성이 그렇듯, 갑자기 일어나는 사고나 급작스런 유행성 질환, 질병에도 끄떡하지 않는다. 체내 축적된 보험금에 해당하는 면역성 강화가 일어나서 자연치유력을 높여주며 회복력도 빠르기 때문이다.

그렇게 인체은행의 잔고와 보험은 중요한 작용을 한다. 안락한 노후생활을 즐기려면 부지런히 저축하고 보험에도 가입이 되어 있어야 하듯 인체도 마찬가지이다.

장수의 경영학은 하루 이틀 혹은 한해 두해의 노력으로 이루어지는 것은 아니다. 꾸준하게 건강관리를 하며 에너지를 축적해야 한다. 그러자면, 건강할 때도 3대보험인 비타민, 미네랄, 약초를 섭취하고 4대 저축상품인 단백질, 지방 탄수화물, 섬유질의 영양소를 은행에 적금을 해야 한다.

인체은행의 잔고를 늘이고 보험에 가입하는 방법으로는 건강식품과 비타민요법을 실행하는 것이 효과적이다. 건강식품으로는 미네랄과 약초성분이 결합되며 필수지방산과 필수아미노산이 풍부한 천연재료에서 추출하는 것이 좋다. 단, 비타민요법에서 비타민C는 약국에서 구입해서 복용하는 것이 좋다. 비타민C 천 밀리그램을 과일에서 섭취히려면, 중간크기의 키위는 약 17개를 먹어야 한다. 그렇기 때문에 과일이나 채소에서 섭취는 불가능하다.

대표적인 건강식품으로는 자연산 가물치, 자연산 잉어, 자연산 잉어, 자연산 용어의 엑기스가 가장 효과적이다. 민물에는 풍부한 미네랄이 함유되어 있고 규조토를 먹는 자연산 가물치를 비롯한 잉어, 붕어, 웅어는 대단히 에너지함량이 높다. 특히 가물치는 미네랄의 보고로 뱀장어보다 철분은 8배이고 칼슘은 4배가 풍부하다. 세계적인 장수국의 일본인들이 붕어와 잉어를 즐겨먹는 것은 이유가 있다. 민물과 규조토의 미네랄을 흡수한 민물고기의 영양에너지를 경험적으로 알고 있기 때문이다.

나는 졸저『왕실의 궁중건강비법』의 연구를 통해서 그 식품의 제조비법을 개발했다. 조선왕실의 천재교육과 양생법으로 널리 활용된 건강식품으로 대단히 효과가 좋다.

따라서 만약 지금 마이너스 통장과 보험에 가입도 되어 있지 않다면, 건강식품으로 에너지를 축적하는 것이 바람직하다. 마이너스 통장의 허약한 체질일 경우 식단으로 에너지를 높이기에는 시간이 걸린다. 건강은 건강할 때 지키는 것이 최고로 바람직하다. 하지만 건강하지 않을 때는 영양에너지를 위한 식단의 건강혁명을 일으켜 더욱 잘 관리해야 한다. 만일의 경우를 대비해서 인체은행에 잔고가 많고 보험에도 가입되어 있으면 불의의 질환에도 문제가 없고 장수할 수 있다는 것을 명심해야 하는 것이다.

TIP

체질을 뛰어넘는 개별맞춤 자연식 식단

세계적으로 체질이론이 가장 발달한 나라는 대한민국이다.

이제마 선생이 창안한 사상체질이 독창적인 한의학의 영역을 개척한지 어언 백년이 넘었다. 또한 사상체질을 세분화한 8체질이나 28체질까지 다양한 체질론이 있다. 그러나 나는 28체질론을 창안한 이래로 기존의 체질론과 상이한 관점을 주장한다.

체질식단에 관한 것이다. 체질개선을 위해서는 절대적으로 체질식단을 따라야 한다는 점에 대해서 일정부분 동의할 수 없는 부분이 많다. 그 이유는 체질식단은 타고난 체질 즉 선천적 체질로는 맞지만 후천적 체질 변화에 따라서는 변수가 있기 때문이다.

예를 들면, 암환자는 체질식단을 필요로 하지 않는다. 육류를 섭취해야 하는 태음인체질이라고 해도 일단 암 판정이 나면, 육식은 금지된다. 당연한 일이다.

체질은 타고나며 선천적 체질식단은 있지만 후천적인 체질변화로 인해 식단 역시 일정부분 변화를 해야 한다. 가령 태양인체질로서 채식이 좋기는 하지만 과도한 노동력을 필요로 하는 직업을 가졌다면, 육식을 해야 한다. 근육을 위한 필수단백질의 공급은 반드시 이루어져야 체질교정이 된다. 체질개선으로서 체질이 좋아지는 것보다 식단의 오랜 편중화로 인한 체질교정으로서, 식단이 필요하다는 뜻이다. 그래서 절대적인 고정불변의 체질식단은 존재할 수가 없고 체질식단의 원칙은 있지만 후천적인 증세에 따른 개별맞춤 자연식 식단이 필요한 것이다

TIP

개별맞춤 자연식 식단을 위한 방법

1. 평생을 즐긴 자연식 음식은 체질식단과 상관없이 개별맞춤 식단이다.
2. 자연식 식단은 체질식단을 뛰어넘는 순수한 영양성분이 함유되어 있다.
3. 샐러드와 과일은 체질식단보다는 개별맞춤이 우위 식품으로 선택될 수 있다.
4. 체질에 맞는 음식이라고 해도 싫어하는 음식은 개별맞춤 식단이 될 수 없다.
5. 특정 질병에 걸렸을 때는 체질보다는 치유를 위한 개별맞춤 식단이 더 우선한다.
6. 건강한 체질은 체질에 따른 음식보다는 자신이 좋아하는 식단을 선택할 수 있다.
7. 일단 체질적 질병에 걸리면 체질교정을 위한 체질식단이 가장 효과적이다.

아직도 체질식단을 철석같이 믿고 무조건 따르려는 사람은 많다.

하지만 체질연구를 하며 통계적으로 조사한 바로서는, 위의 개별맞춤 자연식이 더 중요하다는 사실이다. 실제 우리나라를 제외한 어느 나라가 체질식단에 얽매인 식생활을 하고 있는가. 가까운 세계 최고 장수국 일본도 체질식단이라는 것이 없다. 건강에 관한 온갖 연구와 모방의 천재성에도 불구하고 그들은 체질식단은 아직 관심을 보이지 않는다.

그들이 무지해서 그럴 리는 없다. 그들은 반찬가짓수를 비롯한 음식의 종류는 거의 편식에 가깝기 때문에 체질식단을 하기가 어려워서 그런지는 모른다. 하지만 나는 개별맞춤 자연식 식단의 관점에서 원칙은 맞지만 후천적인 상황으로 미루어 체질식단이 절대적인 것은 아니기 때문이라고 생각한다.

따라서 체질식단에 얽매이기 보다는 자신만의 개별맞춤 식단을 찾는 것이 건강에는 효과적이다. 삼겹살이 아무리 지방이 많다고 해도 그것을 먹어야 힘이 나고 기분이 좋으며 건강하다면, 최상의 개별맞춤이 되는 것이다. 다만 삼겹살의 지방을 해소하는 채소와 과일을 삼겹살의 양과 대비하여 많이 섭취하는 것이 최상의 방법이 될 것이다.

Chapter 09

건강혁명을 위한 표준식단

건강혁명을 위한 표준식단

체질식단의 문제점과 개선방법

건강요법에 보면 우리나라만 있고 세계의 다른 나라에는 없는 것이 많이 있다.

개인의 경험을 추정하여 마치 모두의 만병통치인 것처럼 하는 각종 요법들이 그러한 것이다. 콩으로 만병을 치유했다거나 고구마, 혹은 감자로 암을 치유했다는 블랙코미디 같은 개인의 경험치가 버젓이 무슨 요법으로 회자가 된다.

과학적 통계치로 보면 참 어처구니없는 일이다. 나는 그러한 소수의 경험치 건강요법에서 가장 문제가 되는 것이 체질에 따른 식단표라고 생각한다. 물론 소수의 경험자들이 식단표를 통해서 특정한 증상이 호전이 될 수는 있을 것이다. 그러나 만약 그런 것이 공론화되려면 과학적 유의성이 확보되어야 한다.

그런데도 식단표를 주며 공산주의식 특정음식만을 먹으라고 주장하는 그들은 큰 소리로 주장을 한다. 체질에 맞는 식단만 잘 지키면 만

병이 다 나을 것이라고,

나는 체질연구가로서 체질식단의 개념은 인정하지만, 식단표는 터무니없는 강제주입식 건강법이라고 단언한다. 예를 들면, 태양인체질은 극소수이며 절대 육식을 해서는 안 된다는 주장이나 태음인체질은 육류를 많이 먹어야 한다는 주장들이 어떻게 맞을 수가 있는가.

물론 체질에 따른 식단의 개념은 어느 정도 선에서 반드시 필요한 것이다. 하지만 평상시에 좋아하는 음식은 단절하도록 하고 좋아하지 않은 음식을 강요하는 식단은 바람직하지 않다. 체질은 식성에 나타나는 것이고, 자신이 좋아하는 음식은 체질에 맞는 것이다.

유독성 음식이 아니라면 체질보다 식성이 우선하는 개념이다. 그렇기 때문에 체질식단보다는 자신의 식성이 중심이 되어야 한다.

나는 체질교정을 위한 식단을 짜기 위해서 가장 우선적으로 하는 것이 평소 좋아하는 음식과 싫어하는 음식, 2주간의 식단조사이다. 체질보다 더 중요한 것은 평소 자신의 식성이고 만약 평소 즐겨먹는 음식 중에서 체질에 맞는 음식을 찾는 것이 필요하기 때문이다.

그런데 신기한 것은 체질식단을 위한 조사를 해보면, 신기한 일치점이 있다. 묘하게도 거의 모든 사람들이 자신의 체질에 맞는 것을 좋아하고 체질에 맞지 않는 것을 싫어한다는 점이다. 예외적인 경우로 체질에 맞지 않는 음식을 좋아하는 수도 있다. 그럴 때는 얼마나 오랫동안 섭취했는지를 물어보고 진정 즐기는 음식이라면 오히려 그것을 먹는 것이 체질에 맞다는 결론을 내려준다.

왜냐하면 체질식단은 음식성분에 대한 기본개념일 뿐이고, 모든 음식에 대한 선별작업을 할 수 있을 정도로 명확하지 않기 때문이다.

중요한 것은 자연식으로서 기본적인 입맛과 개별적 체질맞춤이다.

예를 들면, 태양인체질이라면 육류를 금하는 것은 말이 안 된다. 태양인체질이라고 해도 육류의 섭취는 필수적이다. 다만 육식을 어떤 방식으로 하는가를 숙지해야 한다. 태양인체질은 육식을 하되, 채식의 양을 다른 체질보다 많이 섭취하면 되는 것이다.

따라서 체질식단의 문제점은 기본적인 개념을 설정하는 것일 뿐, 식단표를 식탁에 붙여놓고 강제적으로 지키는 것은 아니다. 자신이 즐겨 먹는 식단표를 중심으로 영양에너지의 균형을 잡아주는 것이 중요하다.

예를 들어 소음인체질이 자신의 체질에 맞지 않는 맵고 짠 음식인 김치와 오이지, 청양고추절임 등을 즐겨먹는 사람이라면, 그 음식을 단절할 필요는 없다. 우리 몸은 어떤 음식이든 필요로 하기 때문에 양을 줄이면 된다. 식단에서 가장 주의해야 할 점은 특정 음식에 중독이 되어 오직 그것만을 주로 과잉섭취하기 때문에 문제가 생긴다.

또 한 가지 중요한 인체의 특징은 평소에 싫어하는 음식이라고 해도 특정영양소가 결핍이 되면 갑자기 그 음식이 당긴다는 점이다.

나는 김치류를 15년간 거의 먹지 않으며, 특히 파김치는 입에도 대지 않는다. 그런데도 어떤 날은 파김치가 그렇게 맛있게 느껴져서 조금은 먹는다. 열을 일으키는 김치류, 파김치를 열이 많은 체질은 단절할 것이 아니라, 양을 줄이는 것이 바람직한 것이다.

체질의 기본개념은 지니고 있으되, 반드시 지켜야 할 정도로 심각하지는 않다.

다만 기본적인 체질식단은 알고 있는 것이 도움이 된다. 자신이 살면서 경험적으로 무엇을 먹으면 소화가 잘되고 힘이 나는지, 무엇을 먹으면 소화가 안 되고 기운이 빠지는 지에 대한 기본적인 체크를 통해서 식단을 짜는 것이 효율적인 것이다.

체질식단의 개선방법

> 1. 기본적으로 자신의 체질식단을 알고 자신만의 전략식단을 구성해야 한다.
> 2. 전략식단은 영양에너지의 균형을 위한 효율적인 비율로 정해야 한다.
> 3. 체질의 증세에 따른 적절한 식단의 변화를 통해서 입맛을 강화해야 한다.
> 4. 입맛은 소화와 흡수력을 결정하기 때문에 입맛에 맞는 식단이 가장 효율적이다.
> 5. 체질교정을 위한 식단으로 7대 에너지의 균형을 유지하여야 한다.

에너지강화를 위한 표준식단

"한국인이 김치와 된장찌개를 먹지 않고 어떻게 삽니까?"

많은 사람들이 김치와 된장찌개가 한국인의 식성이라고 믿고 있고 대표적인 메뉴라고 알고 있다. 그러나 왜 꼭 김치와 된장찌개인지에 대해서는 의문의 여지가 있다.

벼농사 문화권에서 지식정보화 시대에 살고 있는 지금의 식문화가 꼭 전통을 고수해야 할 필연적인 이유는 없지 않은가. 식단의 혁신으로 보다 나은 방법이 있다면, 가정식 식단의 재구성을 생각해 볼만 가치가 있다. 그런 점에서 가정식 식단에도 혁명이 필요하다.

외국생활을 오래한 사람들이나 외국에 사는 교포들을 보면 그러한 사실을 확인할 수 있다.

그들은 전통한식을 먹지 않고도 한국인으로 살며 건강을 유지하고 어떤 경우는 한식을 먹을 때보다 더 에너지가 강해지기도 한다. 다른 관점에서 보면, 소금발효식품에 해당하는 고추장과 된장, 김치와 젓갈류 등의 전통식품이 가정식 식단의 핵심인 것은 사실이지만, 필수선택의 사항은 아니라는 점이다. 찌개나 국, 탕, 많은 반찬류도 마찬가지이다. 전통을 고수하여 한식요리를 배우고 엄청난 시간과 비용을 들이는 것도 의미는 있다. 하지만 다른 관점에서 식단을 재구성하는 것도 의미가 있는 일이다. 시간과 비용을 획기적으로 줄이며 최상으로 자연치유력을 높일 수 있는 방법으로 자연식 식단을 꾸리는 것이 바람직한 것이다.

기본적인 가정식 식단의 재구성의 방법

1주간의 식단을 기본으로 구성하고, 자연식 별미는 취향에 따라 가감한다. 학교에서 수강신청을 하듯 요일을 기준으로 하는 것이 편리하다.

1. 아침은 빵(토스트)+계란후라이 혹은 밥 반공기+ 채소+ 반찬1~2개〈과일은 필수〉
   과체중이나 독소가 많은 체질은 장기의 부담을 줄이고 독소배출을 돕기 위해 따뜻한 물이나 커피, 혹은 바나나 정도만 섭취하는 부분단식을 하는 것이 건강에 좋다.

2. 점심은 대개 학교 혹은 직장에서 해결- 메밀국수, 칼국수 등이 적합〈과일은 필수〉
   점심의 식단은 학교 혹은 직장에서는 식품영양사의 식단구성에 의해 음식이 나오기 때문에 그대로 섭취하는 것이 좋다. 혼자서 식사를 해결하는 경우에는 영양의 균형을 위해 최소한 1주 혹은 2주간의 식단을 미리 정해놓고 섭취하는 것이 바람직하다.

3. 저녁은 월, 수, 금은 채식 자연식으로 밥+ 반찬 1~2개+채소류+ 생선〈과일은 필수〉

화, 목, 토는 육식 자연식으로 육류+ 샐러드+ 빵+ 반찬1~2개〈과일은 필수〉

월~토요일까지- 채식과 육식의 고른 배합을 한다.

저녁의 식단은 전략식단이 되어야 한다. 식사간의 간격으로 보면, 아침과 점심은 평균적으로 4시간이다. 점심과 저녁의 간격은 저녁식사 시간을 오후 7시로 기준하면 평균적으로 6시간이다. 그런데 저녁과 아침의 간격은 아침식사 시간을 오전 7시로 기준하면 평균 12시간의 간격이다. 그렇기 때문에 당연히 저녁을 전략식단으로 삼아야 한다. 하루의 영양공급의 60%~80%를 저녁에서 해결하는 것이 바람직하다.

4. 주말은 아점(아침과 점심을 겸하는 식사법)과 이른 저녁식사가 좋다.

아점은 별미 자연식 외식 혹은 자연식 요리+ 밥 혹은 빵〈과일은 필수〉

저녁은 취향에 따라 자연식 선택〈과일은 필수〉

주말은 휴식을 하기 때문에 위장 역시 휴식을 주는 것이 바람직하다. 과체중인 사람은 주말에 생활단식으로 저녁 한 끼만을 먹는 것이 효과적이다. 일반적인 경우는 아점을 오전 11시 전후, 이른 저녁은 오후 6시 전후로 섭취하는 것이 좋다.

5. 과일류는 아침, 점심, 저녁에 필수적인 옵션으로 소식을 위한 주식개념으로 섭취하거나

다이어트 식단으로 과일을 주메뉴로 식단을 구성한다.

과일은 식전 15분에서 30분 전이 좋다. 채소과일로 토마토, 수박, 딸기, 오이, 당근 나무과일로 사과, 배, 오렌지, 복숭아, 채소과일과 나무과일의 구분으로 컬러와 성분별로 체질에 따른 배합이 필요하다.

이상의 조건은 너무 간단해서 영양부족의 두려움을 느낄 수 있을 것이다. 그러나 자연식으로서 가정식의 재구성은 절대 영양결핍이 일어날 수 없는 식단이다. 우리 몸에서 필요로 하는 7대 영양소가 고루 들어가 있고 에너지가 높은 양질의 식자재를 선택함으로서, 최상의 건

강식단이 될 수 있다. 자연식의 식단과 소식은 양을 줄이는 것이 아니라, 질을 높인 만큼 양을 줄이는 것이기 때문인 것이다.

가족의 표준식단을 찾는 방법

1. 최근 2주간의 식단을 종이에 기록한다.
2. 가족의 식성을 좋아하는 음식과 싫어하는 음식으로 구분하여 기록한다.
3. 가족구성원의 특성에 맞춘 '수험생식단', '어린이식단', '성장식단'등을 기록한다.
4. 가족의 체중과 키를 기록하고 미네랄과 비타민, 약초의 보험식단을 고려한다.
5. 외식을 할 경우, 섭취한 메뉴와 반응을 비교하고 검토한다.
6. 특이한 식성의 가족은 체질식단을 고려하여 섭취토록 한다.
7. 가족건강에 문제가 있을 때는 전문가의 식단지도를 받는다.

자연식의 주메뉴가 되는 과일식단

주식이 과일인 사람도 있다.
"저는 매일 과일만 먹고 살아요."
가끔씩 과일을 주식으로 하는 사람들을 만나보면, 그들은 대개 건강하다. 상식적으로 생각할 때는 영양결핍이 될 것 같은데도 오히려 건강미를 발산한다. 왜 그럴까? 과일은 섬유질과 당분, 비타민, 각종 미네랄이 함유된 영양소이다. 인간과 ＤＮＡ구조가 99% 일치한다는 열대지방의 원숭이 종류 가운데 과일을 주식으로 살아가는 것을 보면 큰 문제가 아니다.

상식만으로 판단을 내릴 수 없는 일이다.

나 역시 아침은 주로 과일을 주식으로 삼는다. 체중조절을 위해서 혹은 간단하게 식사를 하기 위한 자연식의 주메뉴로 과일은 매우 적합하다. 곡류와 과일은 근본적으로 열매라는 점에서는 동일하기 때문에 주식이 될 수 있다. 과일만으로 영양은 절대 부족하지 않다. 과일식단을 균형 있게 구성하면 영양공급이 충분하다. 특히 체내 독소제거를 위한 과일식단은 피를 맑게 하고 맑힌 혈관을 뚫는 효과가 있다.

아침식단

음체질은 사과 두개 정도 양체질은 바나나 2-3개정도와 생수 한잔

독소배출의 시간인 오전에 과일식사를 하면 그만큼 독소를 많이 배출하고 내장의 휴식을 통해 자연치유력이 강화된다. 아침의 과일식사는 영양학자인 일본인 여성이 잘못된 식생활로 젊은 나이에 자궁을 들어내는 비참한 상태에서 건강을 회복하였다는 내용의 책이 있다. 그녀는 아침식사를 과일만 먹는 방법으로 비만과 모든 질병에서 해방되고 젊음과 아름다운 피부를 자랑하는 새 삶을 얻었다고 한다.

아침 식사용으로 바나나는 각종 영양소가 풍부하고 열대과일 치고는 성질이 별로 냉하지 않아서 몸이 심하게 차지 않다면 음체질이 먹어도 좋은 작용을 한다. 과일 중에는 유일하게 세로토닌이 함유되어 있어 우울증을 막아주고 행복감을 주며 잠도 잘 오게 해서 불면증에도 도움이 된다.

점심식단

토마토, 방울토마토, 수박, 참외, 딸기, 포도 등 수분 함유량이 많은 과일이 좋다.

자신이 즐기는 제철과일로 선택하는 것이 바람직하다. 과일식단만으로 부족한 경우엔 식사 전 30분에 과일을 섭취하고 밥은 반공기 이하로 줄이는 것이 좋다. 과일을 30분전에 섭취하는 것을 식단에 포함시켜 양을 줄이는 것이다.

저녁식단

양체질은 국산 참다래, 그린키위 2개 정도, 음체질은 골드키위 2개 정도

양체질은 국산 참다래나 그린키위가 좋다. 그 과일은 파란 속살처럼 그 성질이 아주 냉해서 몸에 열이 많은 양체질은 특 보양식이 된다. 몸이 차가운 음체질은 자주 먹으면 감기가 잘 걸릴 정도로 해로울 수 있기 때문에 주위를 요한다. 음체질은 칼로리가 낮고 위장에 부담이 안 가는 골드키위 두 개를 섭취하는 것으로 저녁식단을 차리는 것이 효과적이다. 골드키위는 변에도 좋고 피부에도 비타민씨도 최고로 많은 과일이다.

저녁식단으로 아보카드나 오렌지, 귤, 레몬 등 과일로 자신이 좋아하는 것에서 선택하는 것이 좋다. 중요한 것은 자신이 즐겨 먹고 기분이 좋아지는 과일이 체질에도 맞고 과일식단으로서 효과도 좋다는 점이다.

과일식단이 좋다고 해도 일 년 내내 주식으로 하는 것은 바람직하지 않다.

일 년 사계절 중에 과일이 많이 쏟아지는 시기에 과일식단의 주간을 정하는 것이 효과적이다. 제철과일은 경비절감도 되거니와 영양이 풍부하다. 제철이 아닌 비닐하우스 과일이나 오랜 냉장보관 과일은 비타민 손실이 높기 때문에 이왕이면 자연재배의 제철과일이 좋다.

단, 과일을 고를 때는 꼼꼼하게 신선도와 맛과 향을 가려야 한다.

과일의 영양소는 맛과 향으로 알 수 있다. 일반적으로 맛이 없고 향이 없는 과일이라면 비타민을 비롯한 영양소의 손실이 많은 것이다.

먹다가 맛이 없어 버리고 싶을 정도라면, 영양가는 거의 없다고 보아야 한다. 또 한 가지 꼭 알아야 할 점은 과일도 체질에 맞지 않으면 몸에 해롭다. 예를 들면, 열이 많은 양체질에게 토마토는 맞지 않다. 토마토는 혈압을 상승시키며 칼륨 성분 때문에 신장이 약한 사람은 치명적이기 때문이다.

따라서 과일은 먼저 식성과 체질에 맞고 신선도, 맛과 향이 좋아야 한다. 단, 과일을 고를 때, 유기농이 아니라고 할지라도 신선도가 좋고 맛이 좋으면 영양가가 높다. 자연식이라고 해서 반드시 유기농이어야 한다는 등식은 바람직하지 않다.

과일식단을 구성할 때는 자연 속에서 재배된 제철과일을 중심으로 여러 가지 과일을 배합하는 것이 효과가 좋다. 자신의 체질이나 입맛에 맞는 과일을 선택하는 것이 건강에 도움이 되는 것이다.

두뇌와 오장육부의 영양소

건강식단을 위해서는 두뇌와 오장육부의 영양소를 알아야 한다.

내몸에 맞는 개별맞춤 식단이라는 것은 곧 두뇌와 오장육부의 영양소이다. 그 이유는 인체는 세포- 조직- 두뇌와 오장육부- 시스템으로 구성되기 때문이다. 두뇌와 오장육부의 영양소는 인체 건강의 근간을 이루며, 그 부위에 문제가 생겼을 때는 건강이상 증세가 나타난다. 그렇기 때문에 두뇌와 오장육부의 건강상태를 체크하고 그에 맞는 식단을 준비하는 것이 바람직한 일이다. 체크하는 방법은 건강증세보다 허약증세가 많을 때, 그 부분이 약한 것으로 판단한다.

꿈과 목표를 위한 두뇌 에너지 강화

뇌의 에너지 체크

> 건강증세
> 1. 자신감이 넘치고 기억력이 좋다.
> 2. 매사 분명하고 정확한 관점을 지닌다.
> 3. 머리가 맑고 아이디어가 많다.
> 4. 정신이 흐트러짐이 없고 안정되어 있다.
> 5. 집중력이 발달되어 몰입이 잘 된다.
> 6. 꿈과 목표가 분명하다.

허약증세

1. 생각이 잘 떠오르지 않으며 기억력이 떨어진다.
2. 어떤 일을 하려고 해도 두려움이 생긴다.
3. 비판을 잘하고 부정적인 의식이 생긴다.
4. 잘하는 일에 대해서도 회의적이 된다.
5. 만사가 귀찮고 마음이 울적해진다.
6. 자신감의 저하가 느껴지고 공부가 안 된다.
7. 평소에 잘 아는 사실에도 혼란을 느끼며 오판을 한다.
8. 머리가 무겁고 머릿속이 답답한 느낌이 든다.
9. 꿈과 목표가 없다.

두뇌를 활성화 시키는 음식

곡류 : 대두, 옥수수, 참깨, 잣, 검은 깨죽, 콩국수.
과일 및 채소류 : 올리브, 연근, 아스파라거스, 파, 시금치, 식용 국화, 양배추.
육류 및 생선류 : 정어리 등 푸른 생선, 고등어, 삼치, 꽁치, 참치.
차와 음료수 : 녹차, 국화차, 구기자. 우유, 요구르트, 구기자, 오미자.
운동 : 목 운동, 물구나무 서기, 거꾸로, 명상, 기공.

판단력을 위한 폐에너지의 강화

폐의 에너지 체크

건강증세
1. 패기가 있고 컨디션이 일정하다.
2. 피부가 좋으며 심리적이다.
3. 후각이 발달되고 예리하다.
4. 폐활량이 좋으며 태도와 자세가 바르다.
5. 밝은 빛이 나며 주변 사람들을 편안하게 한다.
6. 냉철하며 판단력이 좋다.

허약증세
1. 패기가 없고 결실을 잘못 맺고 흐지부지하다.
2. 기침이 많고 감기에 잘 걸린다.
3. 땀을 많이 흘리며 담배연기를 마시면 폐가 아프다.
4. 각종 피부병이 잘 생기고 얼굴이 창백해진다.
5. 기침이나 재채기가 잘 난다.
6. 콧물이 잘 나고 코가 막혀 킁킁거린다.
7. 알레르기 비염이나 축농증이 있게 된다.
8. 숨이 잘 차고 계단을 오르내릴 때 심하게 헐떡거린다.
9. 판단력이 약해지고 망설임이 많아진다.

폐를 활성화 시키는 음식

곡류 : 현미, 찹쌀, 율무, 밤, 호두, 도토리, 땅콩, 잣, 참깨, 들깨
과일 및 채소류 : 배, 복숭아, 자두, 살구, 파인애플, 마늘, 무, 생강, 겨자, 도라지, 더덕, 호박, 연근, 은행, 고추, 후추.
육류와 생선류 : 닭고기, 소고기, 멸치, 고등어, 꽁치, 연어, 동물의 허파와 대장.
차와 음료수 : 칡차, 오미자차, 생강차, 율무차, 수정과.
운동 : 심폐운동, 러닝머신 등산, 마라톤, 조깅, 구기운동 등.

의지력을 위한 간장 에너지의 강화

간장의 에너지 체크

건강증세

1. 의욕이 왕성하고 잠이 적다.
2. 피로감을 잘 모르며 경쾌하다.
3. 근육이 팽팽하고, 눈빛이 예리하다.
5. 뚝심이 강하고 일을 열심히 한다.
6. 계획이 많아서 항상 설계하고 의지력이 강하다.

허약증세

1. 늘 피로하고 신경이 긴장된다.
2. 잠이 모자라고 여기저기 아프다.
3. 눈의 피로를 잘 느끼고 충혈이 잘된다.
4. 근육경련이 잘 일어난다.
5. 소화가 잘 안 된다.
6. 피로감이 누적되어 몸이 깔아진다.
7. 힘이 없어서 눈빛이 흐릿하다.
8. 얼굴빛은 푸른빛이 돌며, 피부는 닭살과 같으며 먼지를 끼얹은 것 같다.
9. 의욕이 없고 의지력이 약화된다.

간장을 활성화 시키는 식품

곡류 : 메밀, 귀리, 완두콩, 대두

과일 및 채소류 : 모과, 유자, 포도, 다래, 머루, 레몬, 키위, 앵두, 블루베리, 자몽, 감, 곶감, 배추, 쑥, 달래, 미나리, 상추, 솔잎, 목이버섯

육류와 생선류 : 토끼고기, 메추리, 노루고기, 고양이고기, 대구, 명태, 도미, 뭉어, 정어, 조개류, 문어, 가재, 게, 다슬기, 우렁이, 골뱅이, 동물의 간과 쓸개

차와 음료수 : 유자차, 모과차, 감잎차, 쑥차, 오가피차

운동 : 철봉운동, 허리운동, 헬스의 역모근 운동 등

열정을 위한 심장 에너지의 강화

심장 에너지 체크

건강증세

1. 정서적으로 안정되고 감성이 풍부하다.
2. 매사에 관심이 많고 정이 많다.
3. 활달하고 무슨 일이든 관심도가 높다.
4. 혈액순환이 잘 되며 눈빛이 빛난다.
5. 사랑과 봉사의 정신이 발달하게 된다.
6. 열정이 강하며 힘이 솟구친다.

허약증세

1. 예민하며 가슴이 잘 뛰고 냉정하다.
2. 조용하고 불안정하다.
3. 심장의 기가 손상되면 트림이 잘 나온다.
4. 깜짝깜짝 잘 놀라고 심장이 아프고 등줄기가 당긴다.
5. 가슴이 잘 뛰고 명치 밑이 아프며 소화력이 약하다.
6. 말을 더듬거나 발음상 끝말이 희미해진다.
7. 식은땀이 잘나고 딸꾹질도 잘 나온다.
8. 혈압이 높아지거나 열이 잘 올라 가슴이 답답하다.
9. 열정이 없어지고 기운이 딸린다.

심장을 활성화 시키는 식품

곡류 : 멥쌀, 아몬드, 캐슈넛
과일 및 야채류 : 토마토, 오렌지, 체리, 매실, 양파, 냉이, 아욱, 부추, 당근, 피망, 표고버섯, 은행나무잎, 대추, 비트
육류와 생선류 : 뱀고기, 말고기, 기러기, 멍게, 참치, 홍합, 홍어, 날치
차와 음료수 : 매실차, 계피차
운동 : 심장은 심폐운동으로 강화, 러닝머신, 달리기, 조깅, 수영 등산 등.

활동력을 위한 비장(췌장)에너지의 강화

비장의 에너지 체크

건강증세
1. 사리분별이 분명하고 중심이 확고하다.
2. 사지에 힘이 나며 복부근육이 발달된다.
3. 치우치지 않고 안정감이 있다.
4. 소화기관이 안정되어 영양흡수와 배설이 잘된다.
5. 피부가 좋아지고 잡념이 없다.
6. 활동력이 강해지고 지치지 않는다.

허약증세

1. 잡념이 많고 근심이 떠나지 않는다.
2. 비위가 약해 입맛이 까다롭고 후각이 예민해진다.
3. 몸이 무거워 움직이기가 싫다.
4. 만사가 귀찮게 느껴지며 변덕이 심해진다.
5. 피부에 기미가 잘 생기며 개기름이 잘 흐른다.
6. 피부색이 누리끼리하며 어두워 보인다.
7. 입맛이 까다롭게 변하고 멍이 잘 든다.
8. 팔, 다리에 힘이 잘 빠지며 자주 떨린다.
9. 활동력이 떨어지며 자주 지친다.

비장을 활성화 시키는 식품

곡류 : 기장, 피, 수수, 백미, 감자, 고구마
과일 및 야채류 : 사과, 망고, 바나나, 파, 귤, 산초, 고구마줄기, 토란, 양배추
육류와 생선류 : 양고기, 개고기, 꿩, 칠면조, 뱅어, 조기, 굴비, 갈치, 메기, 송어, 병어, 가자미, 이면수, 쏘가리, 황어, 낙지, 주꾸미, 동물의 비장과 췌장.
차와 음료수 : 끝차, 홍차, 대추차, 마차, 인삼차, 식혜.
운동 : 복근운동, 윗몸일으키기 등.

자금력을 위한 신장에너지의 강화

건강증세

1. 생각이 깊고 암기력이 좋다.
2. 피부상태가 윤택하고 냉철하며 이성적이다.
3. 끈기가 강하고 눈동자가 검다.
4. 지구력이 좋으며 안정적이고
5. 침착한 태도와 자세를 지닌다.
6. 자금관리를 잘하고 재무감각이 좋다.

허약증세

1. 건망증이 심하고 불안감이 많다.
2. 무기력증을 자주 느끼며 정적이다.
3. 끈기가 없고 눈동자에 빛이 희미해진다.
4. 밤늦게 음식을 먹으면 다음날 몸이 붓는다.
5. 쉬 피로를 느끼며 얼굴색과 입술 주변이 검어진다.
6. 허리가 굽고 아프며 척추나 관절이 약해진다.
7. 머리끝이 아프고 발목이 시리고 저리며 발뒤꿈치가 아린다.
8. 얼굴이 잘 붓는다.
9. 자금관리를 잘 못하고 충동소비가 많다.

신장을 활성화시키는 음식

곡류 : 흑미, 보리, 검은콩, 조, 팥, 녹두, 쥐눈이콩, 강낭콩, 검은 깨.
과일 및 채소류 : 수박, 딸기, 산딸기, 블랙베리, 으름, 참외, 멜론, 파파야, 가지, 오이, 질경이, 셀러리, 미역, 파래, 김, 다시마, 영지버섯, 송이버섯.
육류와 생선류 : 돼지고기, 멧돼지고기, 오리고기, 황소개구리, 식용달팽이, 굴, 해삼, 성게, 전복, 새우, 미꾸라지, 뱀장어, 가물치, 잉어, 자라, 도다리, 우럭, 복어, 광어, 오징어, 젓갈류, 동물의 신장과 방광.
차와 음료수 : 녹차, 보리차, 옥수수염 달인 물, 산수유차, 결명자차, 구기자차.
운동 : 하체운동, 달리기, 조깅, 앉았다 일어서기 등.

인맥 관리를 위한 성 에너지의 강화

성 에너지 체크

성 에너지 건강

1. 이성에 관심이 많아지며 인기가 좋아진다.
2. 정력적으로 일하며 활기차게 행동한다.
3. 적극적으로 대인관계를 잘한다.
4. 앞서기를 좋아하며 솔선수범한다.
5. 피부의 빛이 좋고 하체 힘이 좋다.
6. 인맥관리를 잘하고 사람을 자주 만난다.

성에너지 허약

1. 정력이 떨어지며 매사 불안하고 초조해진다.
2. 신진대사가 잘 안 되어 신체 저항력이 약해진다.
3. 매사 재미가 없고 성적인 희열이 잘 느껴지지 않는다.
4. 신경쇠약이나 신경통이 느껴진다.
5. 등줄기와 어깻죽지가 무겁게 느껴진다.
6. 열이 올랐다 내렸다 한다.
7. 하체에 힘이 없다.
8. 소변줄기가 약하다.
9. 인맥관리가 안되고 사람을 만나기가 싫어진다.

성 에너지를 왕성하게 하는 식품

곡류, 과일, 채소의 씨앗, 삼지구엽초, 녹용, 누에, 구기자, 구운 마늘, 참마, 굴, 생선류의 알
폐 기능이 약한 체질의 정력식품
사골, 소고기, 산약, 더덕, 오징어, 스쿠알렌, 해구신, 녹용, 마늘, 장어, 영지.
신장 기능이 약한 체질의 정력식품
참깨, 검은 콩, 알로에, 해구신, 굴, 해삼, 멍게, 개불, 자라, 숙지황, 돼지족발.
간기능이 약한 체질의 정력식품
솔잎, 포도, 모과, 오가피, 산수유, 송화 가루, 전복, 조개, 고동, 소라.
비장 기능이 약한 체질의 정력식품
부추, 양고기 찜, 호두, 셀러리, 메뚜기, 십전대보탕, 인삼, 흑염소, 개소주, 옻닭.
운동 : 발가락 끝 운동, 명상, 기공, 체질 운동 등

TIP

세계적인 장수촌의 식단과 육식에 대한 편견

세계적인 장수촌의 식단은 무엇이 다를까?

상식적으로는 자연식으로 채식중심일 것이라는 생각이 들 것이다. 그러나 그렇지 않다. 최근 우리나라의 자연식은 육식을 하지 않는 것이라는 잘못된 인식이 많은 경향이 있다.

자연식= 채식은 잘못된 등식이다. 육식도 자연식이다. 가공하지 않고 식품첨가물로 여러 가지 독성물질이 일어나지 않도록 조리하는 것은 모두 자연식이다. 흔히 자연식이라고 하면 유기농을 떠올리지만 그것 역시 잘못된 생각이다. 육식이나 채식, 유기농, 농약재배이거나 간에 가공하지 않고 식품첨가물로 조리하지 않으면 자연식인 것이다.

육식에 대한 편견은 세계적인 장수촌인 일본 오키나와 현의 식단을 보면 일시에 깨어질 것이다. 오키나와 현의 주민들은 일본의 3대 성인병인 암, 심장병, 뇌졸중으로 인한 여성 사망률이 가장 낮다. 그들의 식단을 보면 재미있는 사실이 있다. 그들은 돼지고기를 대단히 즐긴다는 점이다. 그것도 돼지고기를 버리는 것 없이 부위별로 모두 요리하여 먹는다. 그들은 일본의 다른 지역보다 돼지고기를 많이 섭취하는데 장수를 한다. 육식이 해롭다는 상식을 여지없이 깨어버리는 그들만의 비결은 무엇일까?

그것은 돼지고기를 즐겨 먹지만 건강에 좋지 않은 지방을 제거하는 독특한 조리법이다.

돼지고기를 푹 삶아 기름기를 빼고 국물에 녹황색 채소와 해초, 콩을 넣어 먹는 것이 그 비결이다. 반찬은 두 종류가 발달되어 있다. 은부시와 참플이다. 은부시는 생선과 채소를 넣어 끓인 국물로 심장병예방에 좋다. 참플은 두부와 채소를 섞어 볶아 만드는 것으로 동맥경화를 예방한다. 또 한 가지 특징은 소금을 석게 먹는다는 점이다. 그 밖의 식단은 신선한 채소와 과일, 생선이다. 오키나와 현 식단의 특징은 고단백, 저칼로리, 저염식이다.

세계적인 장수촌인 파키스탄 훈자의 식단은 어떠할까?

그들은 갓 짠 우유와 요구르트에 양젖을 넣고 저어 만드는 라시, 차파티(구운 빵), 말린 콩류,

TIP

포도주, 채소, 과일 등이다. 그들은 식사 때마다 양배추, 무 등의 채소와 과일을 많이 먹는다. 파키스탄 훈자 식단의 특징은 풍부한 동물성 단백질을 섭취한다는 점이다. 양고기, 쇠고기, 삶은 달걀, 기름을 두르고 볶은 볶음밥, 양젖 혹은 양젖 발효유, 버터 등도 먹는다.

장수하면 채식중심일 것이라는 편견은 세계 1, 2위의 장수촌을 다투는 일본의 오키나와 현과 파키스탄 훈자의 식단을 보면 여지없이 깨어진다.

세계적인 장수촌인 몽골 초원의 유목민들은 채식보다는 아예 육식중심의 식단이다.

그 밖의 세계적인 장수촌인 에콰도르 빌카밤바, 이스라엘 키부츠, 프랑스 보르도, 등의 지역에서도 마찬가지이다. 순수한 채식주의 장수촌은 찾아보기 힘들다. 동물성 단백질의 적절한 배합이 건강과 장수에 필수적이라는 것을 오히려 확인할 수 있다.

이러한 점을 미루어볼 때, 건강과 장수에 관하여 육식에 대한 편견이 얼마나 근거가 없는지 판단할 수 있다. 또 한 가지 세계적인 장수촌 식단에서 공통점을 찾는다면, 가공하지 않은 음식을 소식한다. 소박한 자연식 식단이 건강과 장수의 핵심이라는 것을 알 수 있다.

따라서 육식 혹은 채식의 양극단의 주장에 이끌리지 않고 자신만의 개별맞춤 식단을 찾는 것이 중요하다. 육식을 하거나 채식을 하거나 그것은 식성 혹은 체질의 문제일 뿐이다.

특정질병에 걸리지 않는 한, 채식이나 육식에 치우치지 않는 합리적인 식단을 지향하는 것이 좋다. 세계적인 장수촌의 사람들처럼 채식과 육식을 따지지 말고 골고루 섭취하며 소식을 하는 것이 건강식이다. 육식에 대한 편견은 하루빨리 버리는 것이 바람직한 것이다.

백승헌 자기계발서
식단의 건강혁명

초판 1쇄 인쇄일 | 2009년 08월 27일
초판 1쇄 발행일 | 2009년 08월 31일

지은이 | 백승헌
펴낸이 | 노정자 · 정일근
펴낸곳 | 도서출판 고요아침
주 간 | 이지엽
편집 및 디자인 | 홍의동

출판 등록 2002년 8월 1일 제 1-3094호
120-814 서울시 서대문구 북가좌동 328-2 동화빌라 102호
전화 | 302-3194~5, 3144
팩스 | 302-3198
E-mail : goyoachim@hanmail.net
Shopping mall : www.dabook.net

ISBN 978-89-6039-236-6(03800)

*책 가격은 뒤표지에 표시되어 있습니다.
*지은이와 협의에 의해 인지는 생략합니다.
*잘못된 책은 교환해 드립니다.

ⓒ 백승헌, 2009